Ätherische Öle in der Weihnachtsbäckerei

Schätze aus Oma Hermis Backstube

Hermine Gärtner

Maria Schasteen

Die Ratschläge in diesem Sofort Ratgeber sind sorgfältig erwogen und geprüft. Sie bieten jedoch keinen Ersatz für ernährungswissenschaftliche Beratung oder ärztliche Behandlung, sondern wollen vielmehr das Allgemeinwissen und den Wert natürlicher Aromen in der Aroma-Küche erweitern.

Die Autorinnen und der Verlag können jedoch keine Haftung für Folgen aus dem richtigen oder unrichtigen Gebrauch der hier dargestellten Rezepte übernehmen.

Originalausgabe – 1. Auflage 2018

Titel: „Ätherische Öle in der Weihnachtsbäckerei – Schätze aus Oma Hermis Backstube"

Name der Autoren: Hermine Gärtner, Maria L. Schasteen

ISBN: 9781790345472

WIDMUNG

Ich widme diesen Sofort-Ratgeber
Ätherische Öle in der Weihnachtsbäckerei

meiner Mutter!

Ohne die traditionellen österreichischen Rezepte aus
dem Backbuch meiner Mutter wäre diese Neu-
Interpretation nicht möglich gewesen.
Daher erfüllt es mich mit sehr großer Freude,
meiner Mutter dieses Büchlein zu widmen.
In Liebe und Dankbarkeit,

deine Tochter Hermine

... und allen Kindern groß und klein,
die Omas Weihnachtsbäckerei lieben!

Maria Schasteen

INHALT

Schätze aus Oma Hermis Backstube 7

Geniale Eigenschaften ätherischer Öle 8

Was sind flüchtige ätherische Öle? 12

Wie wirken ätherische Öle? 12

Warum Kekse-Backen glücklich macht 13

Die Qualität ätherischer Öle in der Küche 14

Nützliche Hinweise zum Backen 14

Ätherische Öle in der Backstube 16

Und so gelingen Ihre Kekse garantiert 19

Die Kekse-Klassiker 21

Almbutterbrötchen 22

Anisbögen 23

Einfache Kekse – Grundteig 24

Florentiner 25

Gewürzschnitten 26

Haferbrötchen 28

Hausfreunde 29

Husarenkrapferl 30

Kokosbusserl, Kokosmakronen 31

Lebkuchen, Rezept von Tante Mia 32

Linzer Augen 34

Linzer Augen, eckig 35

Die Kekse-Klassiker, Fortsetzung

Londoner Schnitten	37
Marzipanstangerl	38
Nusskrapferl	39
Rumkugeln	40
Spritzgebäck - Basisrezept	41
Vanillekipferl	42
Windgebäck	43
Zimtsterne	45
Traditionelle Kuchenrezepte	47
Kletzenbrot	47
Weihnachtsstollen, Christstollen	49
Süßer, weihnachtlicher Nachtisch	51
Bratapfel mit Vanillesoße	51
Lebkuchenparfait	52
Maronicreme mit Zimt	53
Weihnachtliche Geschenksideen	54
Quittenkäse	55
Schoko-Aufstrich	56
Natürliche Lebensmittelfarbe selbst gemacht	57
Über die Autorinnen	60
Literaturhinweise	62

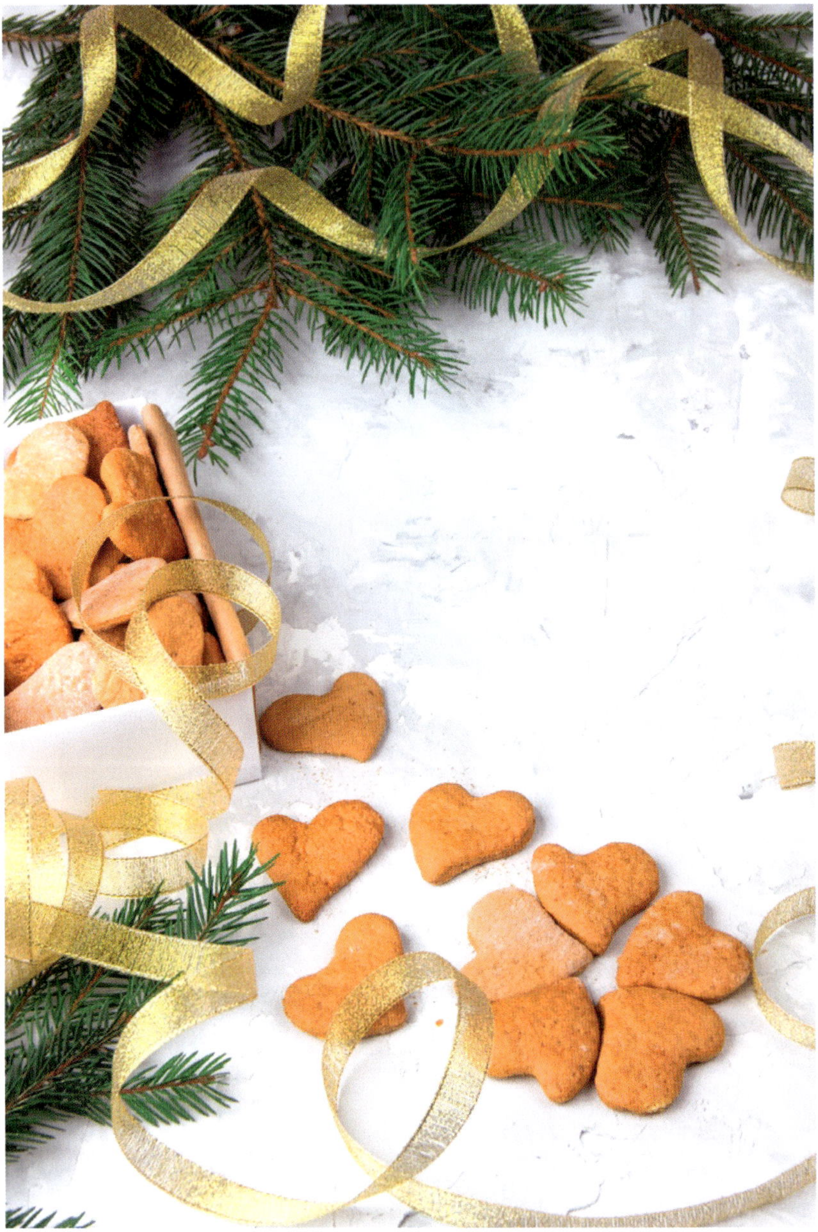

ÄTHERISCHE ÖLE
in der Weihnachtsbäckerei

SCHÄTZE AUS OMA HERMIS KEKS-BACKSTUBE

So wichtig es mir auch ist, mich gesund und nährstoffhaltig zu ernähren, so mache ich doch regelmäßig in der Advents- und Weihnachtszeit eine genüssliche Ausnahme – sehr zur Freude meiner Seele, die sich über den Geruch und Geschmack, der mir aus Kindertagen vertraut ist, freut. Wann immer ich in dieser Zeit dem verführerischen Duft von Vanillekipferln, Christstollen, Anisbögen und Ähnlichem begegne, kann und vor allem „will" ich nicht widerstehen.

Und um den Duft und Geschmack meiner Kindheit in neuer Zubereitung zu erfahren, habe ich beschlossen, die alten, traditionellen Keks-Rezepte aus Oma Hermis Kochbuch mit ätherischen Ölen neu zu interpretieren. Und da dürfen vor allem die wärmenden Gewürze Anis, Gewürznelken, Muskat, Vanille und Zimt nicht fehlen. Ebenso Backzutaten wie Aranzini und Zitronat und natürlich der unvergleichliche Duft ätherischer Öle gehören in der weihnachtlichen Backstube dazu. Sie machen die Bäckerei nicht nur zur wahren Gaumenfreude, sondern sie machen auch glücklich.

Geniale Eigenschaften ätherischer Öle in der Backstube

ANIS, der Alleskönner wirkt antibakteriell, ist schleimlösend, macht fette und schwer verdauliche Speisen bekömmlicher und hilft bei Magenbeschwerden. Zudem wärmt und stärkt er die Eingeweide und gilt seit alters her als Aphrodisiakum und Stärkungsmittel (vor allem) der Männer.

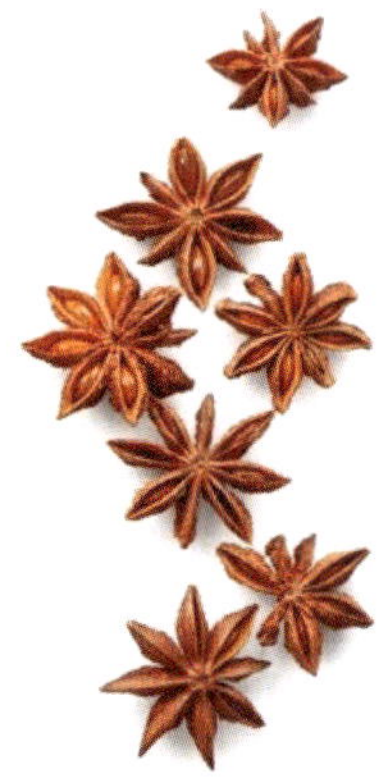

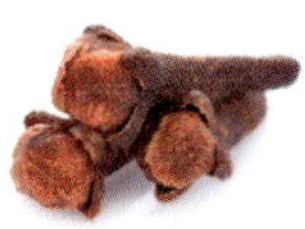

GEWÜRZNELKEN, das milde, natürliche Antidepressivum, wirkt vorbeugend bei Viren- und Bakterienbefall und zwar durch den hohen Anteil ätherischer Öle, die beinahe 15% ausmachen. Im Tee mitgekocht, wirken sie stark wärmend auf unseren gesamten Körper. Zudem sind sie desinfizierend, appetitanregend und leicht verdauungsfördernd.

Die **MUSKAT(-NUSS)** sollte in der Küche – obwohl sie als geschmacksverstärkend gilt und jedes Gericht fein abrundet – sehr sparsam eingesetzt werden, da sie in größeren Mengen giftig ist. Sie ist entzündungshemmend, nervenstärkend, wärmend, antibiotisch, anregend und gleicht in ihren Anwendungsmöglichkeiten denen des Zimts.

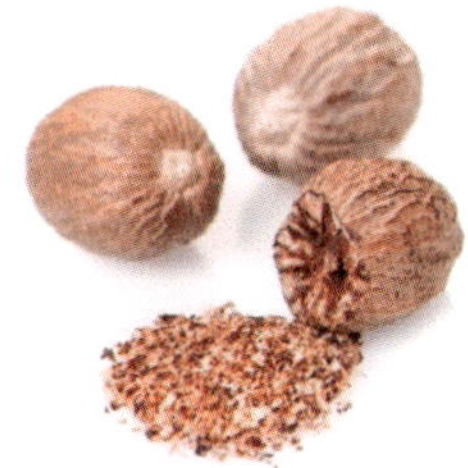

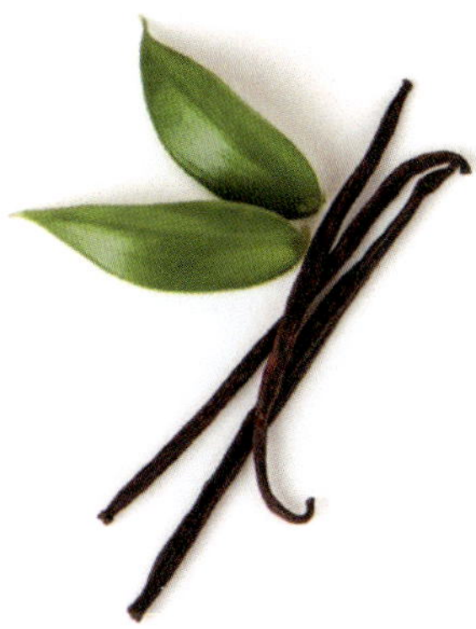

Die **VANILLE** gilt schon seit langer Zeit als Königin unter den Gewürzen. Da die „Echte oder Bourbon-Vanille" teuer ist, empfiehlt es sich, das Mark aus einer Vanille-Schote auszukratzen, um es für eine besondere Speise zu verwenden.

Die ausgekratzte Schote nun in ein Schraubglas mit Feinkristallzucker geben, 1 Tropfen ätherisches ***Zitronen-Öl*** dazugeben, fest verschließen und einige Tage stehen lassen. Danach alles fein mixen. So ist jederzeit ein sehr guter Vanillezucker zur Hand. Vanille erleichtert die Verdauung und ist stoffwechselanregend. Aber Achtung, der Vanillinzucker, den man zu kaufen bekommt, ist ein synthetisch hergestelltes Produkt und hat nichts mit unserem Vanillezucker gemeinsam.

ZIMT, obwohl er ein Ganzjahresgewürz ist, kommt in unserer Back- und Kochtradition vorwiegend in der kalten Jahreszeit zum Einsatz. Sei es im Punsch oder Tee, in Keksen oder im Lebkuchen. Wem der süßlich-scharfe Geruch in die Nase steigt, sieht vielleicht vor seinem inneren Auge Schneegestöber und Kerzenlicht.

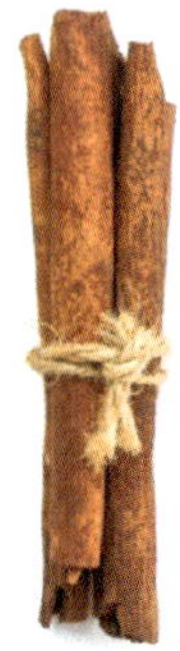

Zimt wärmt, fördert die Durchblutung und kann nach neuesten Studien sogar Blutzuckerwerte und Cholesterin leicht senken. Zudem wirkt er magen- und leberstärkend. Zeitweise wurde Zimt teurer als Gold gehandelt und war somit nur dem Adel vorbehalten.

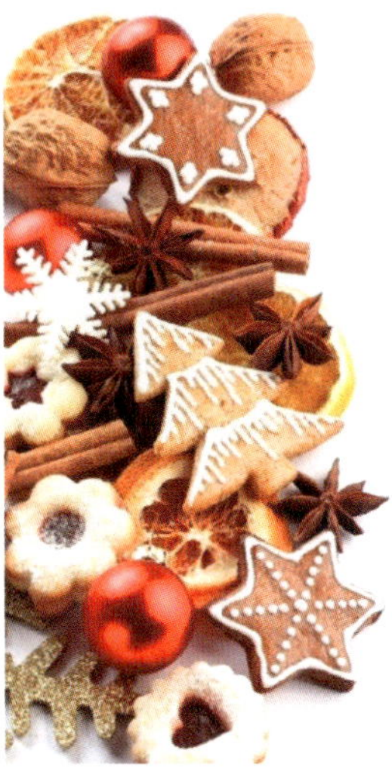

LEBKUCHENGEWÜRZ: Bei dem im Geschäft gekauften Lebkuchengewürz handelt es sich meistens um eine fertige Gewürzmischung aus Sternanis, Zimt, Ingwer, Koriander, Gewürznelken, Anis, Piment, Fenchel, Muskatnuss und Kardamom.

Die Kunst besteht darin, die warmen, würzigen, süßen und scharfen Gewürze so miteinander zu kombinieren, dass jeder einzelne Geschmack nur subtil wahrnehmbar ist. Dazu eignen sich auch die Gewürz-Öle.

Verwendet wird diese Mischung für weihnachtlich-winterliche Geschmacksrichtungen, wie sie in Gewürzkuchen, Spekulatius und Lebkuchen, aber auch in Tees und Schokoladen vorkommen.

Ideal ist es natürlich, wenn man einen kleinen Vorrat an ätherischen Ölen zu Hause hat, damit je nach Stimmung ein eigenes, passendes (Lebkuchengewürz-)-Öl selbst gemischt werden kann. Hier genügt jeweils bereits ein Tropfen der oben genannten Duftrichtung, um ein feines Ergebnis zu erzielen. Zudem kann so das Öl individuell, nach jeweiligen Geschmacks- und Geruchsvorlieben, auf den eigenen Gusto abgestimmt werden.

ORANGEAT, in Österreich auch **ARANZINI** genannt, wird durch das Kandieren der Schalen der Pomeranzen oder Bitterorangen gewonnen und hat einen Zuckergehalt von ungefähr 65%.

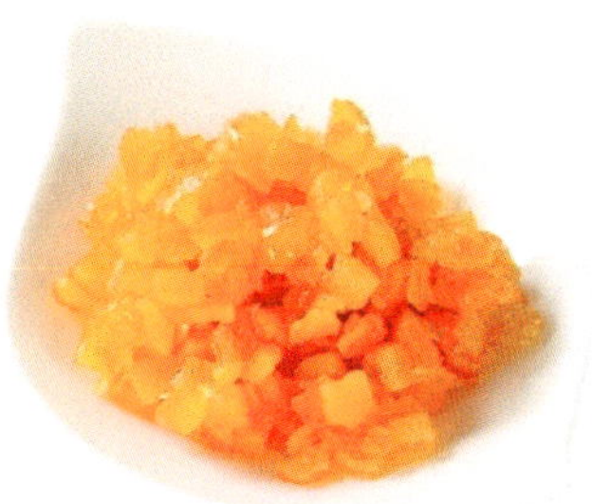

ZITRONAT wird durch das Kandieren der Schalen der Zitronen gewonnen. Beide sind als geschmackliche Verfeinerung oft in typischen österreichischen Weihnachtsbäckerei-Rezepten zu finden.

Was sind flüchtige ätherische Öle?

Die Bezeichnung „Ätherisches" Öl stammt vom Wort Äther - dem Feinstofflichen - und weist auf die flüchtigen, chemischen Bestandteile einer Pflanze im ätherischen Öl hin. Der Name „flüchtig" besagt, dass diese duftenden Pflanzenstoffe sich verflüchtigen, sobald sie zu stark erhitzt werden. Die einzelnen, natürlichen Komponenten in der Pflanze und im Öl sind perfekt aufeinander abgestimmt und bringen einen jeweils unverwechselbaren Duft und eine unvergleichliche Wirkungsweise hervor. Ein ätherisches Öl bester Qualität ist ein Gesamtkunstwerk auf höchster Ebene – einfach perfekt.

Wie wirken ätherische Öle?

Dadurch, dass diese Öle ein sehr geringes molekulares Gewicht haben, können ätherische Öle ungehindert das Zellgewebe durchdringen und innerhalb kürzester Zeit jeden Teil des Körpers erreichen. Wir nehmen sie entweder durch das Einatmen in den Körper auf, über die Haut durch Einmassieren, oder über die Nahrung.

Sie sind in der Lage die Blut-Hirn-Schranke zu überqueren und bringen Mikronährstoffe und Sauerstoff direkt ins Gehirn. Und sie bringen lebenswichtige Informationen zu jeder Zelle unseres Körpers, um dort ihre spezifische Wirkung freizusetzen. Bereits ein Tropfen eines ätherischen Öls erhebt, belebt, bereichert und harmonisiert.

Warum Kekse-Backen glücklich macht

Die Wirkung ätherischer Öle erfolgt also in der Backstube über den Geruchssinn. Schon bei der Zubereitung des Teigs erlebt die Köchin und der Koch aromatische Wirkungen, die später auch von der Familie, die die Bäckereien essen, unbemerkt, doch gleichermaßen wirkungsvoll, aufgenommen werden.

Die Duftmoleküle docken augenblicklich an die passende Zellrezeptoren an, die beim Einatmen direkt in das Zentrum des Gehirn wandern, in dem alle Erinnerungen und emotionalen Erfahrungen gespeichert sind. So ist es auch erklärbar, dass ein bestimmter Duft uns oft unmittelbar an eine bestimmte Situation und Stimmung erinnert und dementsprechende Gedanken und Gefühle hervorruft.

Wir kommen also durch Düfte, die wir uns in der Aroma-Küche zunutze machen, in direkten Kontakt mit unseren Gefühlen und umgehen dabei automatisch unseren rational gesteuerten Verstand. Das Geheimnis der Düfte liegt in der Tatsache, dass das limbische System mit all seinen Sinnen den Duft schon lange wahrgenommen hat und dieser bereits zu unserem Gunsten wirkt, bevor wir ihn überhaupt erst mit dem Verstand „begreifen".

Somit ist jeder Duft, bereits beim Öffnen des Fläschchens, in der Lage, alleine durch das Einatmen bestimmte Emotionen hervorzurufen. Je häufiger wir hochwertige ätherische Öle in der täglichen Nahrung zu uns nehmen, oder auch nur daran riechen, umso mehr können diese ohne bewusstes Wissen und Zutun unsererseits, dafür aber höchst effektiv und subtil für die Verbesserung unseres emotionalen Gleichgewichts sorgen.

Lieben wir deshalb Omas Backstube so sehr, weil die Düfte uns einfach glücklich machen?

Die Qualität ätherischer Öle in der Küche

Achtung: Verwenden Sie ausschließlich ätherische Öle zum Backen und Kochen, die auf dem Etikett als „Nahrungsergänzung" ausgewiesen sind. Billige Öle, die man überall um wenig Geld zu kaufen bekommt, sind oft 100% synthetisch hergestellt. Daher achten Sie auf das Etikett und verwenden Sie ausschließlich reine, hochwertige Öle mit der Aufschrift „Nahrungsergänzung". Das ist das Erfolgsgeheimnis.

Nützliche Hinweise zum Backen

Es ist ratsam, vor allem zu Beginn Ihrer „ätherischen Öle" Koch- und Backversuche, einzelne Öle wie ***Orangen-Öl, Limetten-Öl, Zimt-*** *oder* ***Gewürznelken-Öl*** zu verwenden. Mit der Erfahrung werden Sie dann auch mit Ölkombinationen experimentieren, das sind selbst zusammengestellte Ölmischungen oder Gewürzölmischungen, die es bereits fertig zu kaufen gibt.

Auch ist es wichtig die Öle sehr sparsam zu dosieren, da ätherische Öle im Geschmack um ein Vielfaches intensiver als getrocknete Kräuter sind.

So entspricht zum Beispiel ein Tropfen ätherisches ***Pfefferminz-Öl*** etwa 28 Pfefferminz-Teebeuteln. Sollte daher die Menge im angegebenen Rezept als zu intensiv erscheinen, nimmt man am besten einen Zahnstocher, taucht ihn in ein ätherisches Ölfläschchen ein und rührt damit die Speise um. Somit ergibt sich eine geringere Aroma-Dosierung von nur ½ Tropfen, denn eine nachträgliche Verfeinerung ist jederzeit möglich.

Wichtig ist es auch zu wissen, dass hochwertige ätherische Öle nicht erhitzt werden sollten, da sonst ihre Wirkstoffe verloren gehen. Außerdem werden sie idealerweise immer mit einem Träger-"Fett", wie zum Beispiel einem Teelöffel Öl, Jogurt oder Honig, etwas warmer Butter oder Ähnlichem emulgiert. Das heißt, kurz vor der Verwendung mischt man das ätherische Öl mit dem Trägerstoff zusammen.

Es ist ratsam, einen kleinen Vorrat an ätherischen Ölen zum Verfeinern der Weihnachtsbäckerei zu Hause zu haben. Zudem kann ein hochwertiges Getränk, ein feiner Teig oder eine köstliche Speise zubereitet werden, ohne dass auf unreife, eventuell schadstoffbelastete Ware zurückgegriffen werden muss. Es hat auch den Vorteil, dass ätherische Öle immer frisch sind und nicht wie Früchte oder Kräuter eine begrenzte Haltbarkeitsdauer haben.

ÄTHERISCHE ÖLE IN DER BACKSTUBE

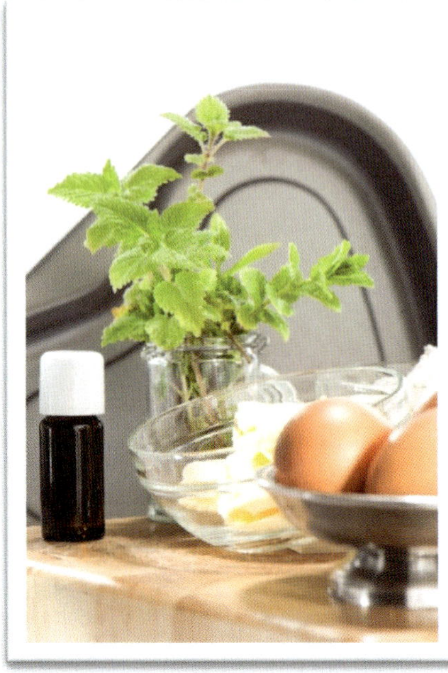

Als bevorzugte ätherische Öle für die Weihnachts- und Winterzeit und für die Verfeinerung von Keksrezepten und Weihnachtsstollen haben sich folgende besonders bewährt:

GEWÜRZNELKEN-ÖL (*Zyzygium aromaticum*): Hat ein süßlich-würzig-warmes Aroma, wirkt anregend und stärkend und ist im Weihnachtsgebäck und in der asiatischen Küche sehr beliebt.

GRAPEFRUIT-ÖL (*Citrus paradisi*): Unterstützt die Entgiftung und macht mit seinem frischen Zitrusduft das Gemüt heiter und froh. Es ist ideal für Getränke, Desserts und um Bäckereien eine besondere Note zu verleihen.

ZITRONEN-ÖL (*Citrus limon*): Ist ein Alleskönner in der Aroma-Küche! Ist spritzig, gemütserhellend und ist als starkes Antioxidans immunstärkend und belebend. Es zaubert eine frische Zitrusnote in Gebäck, Cocktails, Salate, Soßen, Getränke, Süßes und Herzhaftes und sollte in keiner Aroma-Küche fehlen.

MANDARINEN-ÖL (*Citrus reticulata*): Mit seinem süßen Duft wirkt es beruhigend, geistig belebend, gemütsaufhellend, und ist für die kalte Jahreszeit ein wertvolles Antioxidans. Es entwickelt einen ganz feinen Nachgeschmack in Bäckereien, Desserts, Apfelmus und Gebäck.

ORANGEN-ÖL

(*Citrus sinensis*): Hat ein fruchtiges und erfrischendes Aroma, das den Geist belebt und zugleich beruhigt. Es fördert Friedens- und Glücksgefühle, wirkt antioxidativ und verfeinert jedes Rezept mit einer aromatischen, betörend südländischen Note.

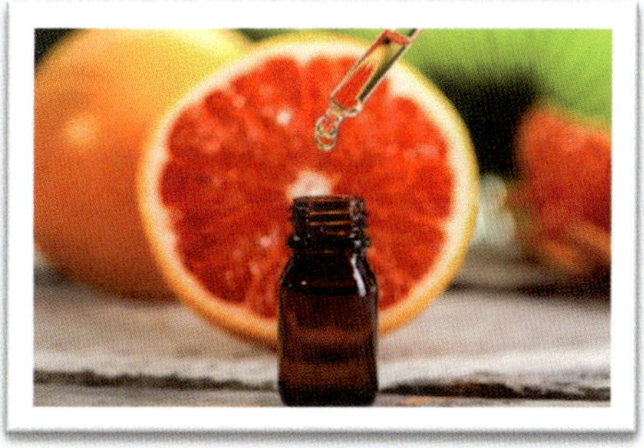

LIMETTEN-ÖL (*Citrus latifolia*): Hat ein süßes, mildes, zitronenartiges Aroma, das belebt und erfrischt und die Sonne des Südens in jedes (auch nicht) weihnachtliche Gericht bringt. Es kann für alle Süßspeisen, für Kuchen, Schokolade und im Tee verwendet werden.

BERGAMOTTE-ÖL (*Citrus bergamia*): Ist in der Aroma-Küche wohlbekannt (Earl Grey Tee) und kann mit seinem süß-herben Aroma so manche Zubereitung mit einem himmlischen Geschmack verzaubern. Es passt in jedes Fruchtgericht, in Marmelade zum Füllen der Kekse oder in Fruchtgetränke und Tees.

INGWER-ÖL (*Zingiber officinale*): Hat ein warmes, würziges, frisches, erwärmendes Aroma, unterstützt die Verdauung und schmeckt fein in Bäckereien, Curry-Gerichten und Getränken. Genießen Sie zum Beispiel „Ingwertee". Dazu geben Sie auf 1 Liter Früchtetee 1 Tropfen Ingwer-Öl, der in 1 Teelöffel Honig emulgiert wurde. So vertreiben Sie die Kälte aus dem Körper.

ZIMTRINDEN-ÖL (*Cinnamomum verum*): Mit seinem warmen, süß-würzigen Aroma unterstützt es das Herz und das Kreislaufsystem und wirkt vor allem in der kalten Jahreszeit anregend. Seine kräftige Geschmacksnote eignet sich bestens für Weihnachtsbäckerei, Gewürztee, Punsch, Bratäpfel und den Kaffee.

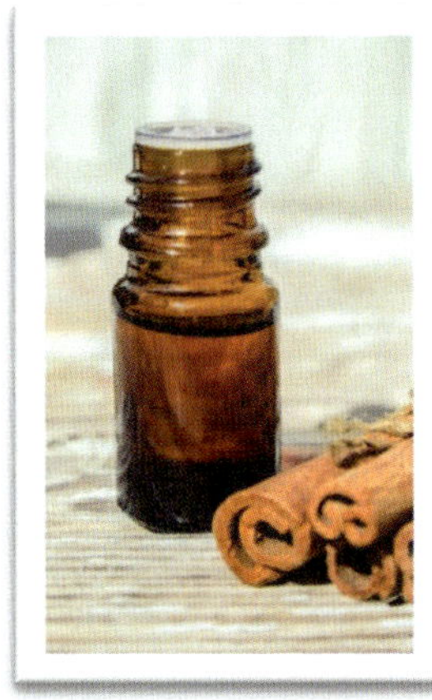

LAVENDEL-ÖL (*Lavandula angustifolia*): Gibt Speisen mit seinem süßen, sonnengereiften, krautartigen Geschmack eine anregende und zugleich entspannende Duftnote, die beliebt in Süßspeisen sowie in Schokolade-Getränken oder Tees ist.

PFEFFERMINZ-ÖI (*Mentha piperita*): Gibt den Gerichten mit seinem minzigen Geschmack eine ganz besondere Frische-Note. Es ist in Schokoladensoßen, in der heißen Kinderschokolade, wie auch im Kaffee beliebt. Das Öl gibt Süßspeisen einen Frische-Kick und kann eine Süßspeise wunderbar verfeinern.

UND SO GELINGEN IHRE KEKSE GARANTIERT

Zimmertemperatur: Alle Zutaten sollten Zimmertemperatur haben. Eier und Butter daher mindestens eine Stunde früher aus dem Kühlschrank nehmen. Die einzige Ausnahme ist der Mürbteig. Dieser darf nur kurz verarbeitet und nie zu warm werden. Wer ihn zu lange knetet, macht den Teig nur brandig, er zerbröselt. Man kann ihn problemlos portionsweise in Frischhaltefolie verpacken und im Kühlschrank aufbewahren und bei Bedarf verwenden.

Geröstete Nüsse: Das Aroma von Nüssen, ganz gleich ob gemahlen, gehackt oder ganz belassen, lässt sich wunderbar intensivieren, wenn sie kurz in einer Pfanne ohne Fett geröstet werden. Vor der Weiterverarbeitung jedoch unbedingt auskühlen lassen.

Vorgewärmtes Backrohr: Kekse lieben Wärme und freuen sich über ein vorgewärmtes Backrohr. Sie werden dann bei durchschnittlich zirka 150-160° C im herkömmlichen Backofen, beziehungsweise bei zirka 130-140° C im Umluft-Ofen gebacken.

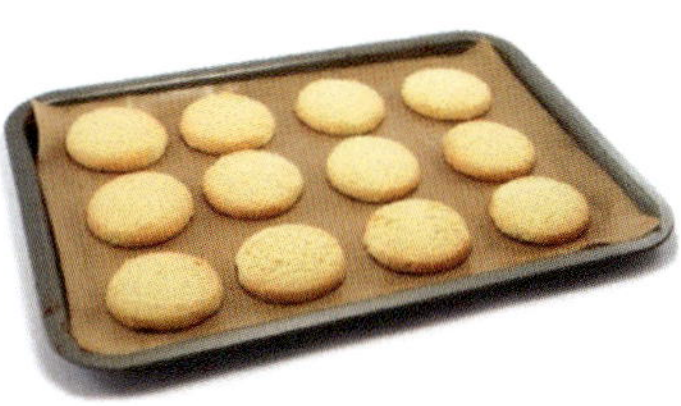

Auskühlen lassen: Wenn die Kekse fertig gebacken sind, diese sofort aus dem Backofen nehmen und auf einem Gitter oder einem Teller auskühlen lassen, da sie auf dem heißen Blech schnell nachdunkeln.

Richtige Lagerung: Die glasierten Kekse lagert man am besten in mehreren Schichten, immer mit einem Stück Backpapier zwischen den Lagen. Kekse, die knusprig bleiben sollen, wollen trocken aufbewahrt werden. Dazu legt man Reis, der die Feuchtigkeit entzieht, auf den Boden der Keksdose und dann ein Stück Backpapier darüber und darauf die Kekse. So bleiben sie bis zu 3 Wochen frisch.

Kekse können bis zu maximal 6 Monaten eingefroren werden, wenn sie aromadicht verschlossen sind. Allerdings verlieren sie an Geschmack. Auch sollten Kekse für die kurzzeitige Lagerung im Kühlschrank aromadicht verpackt sein.

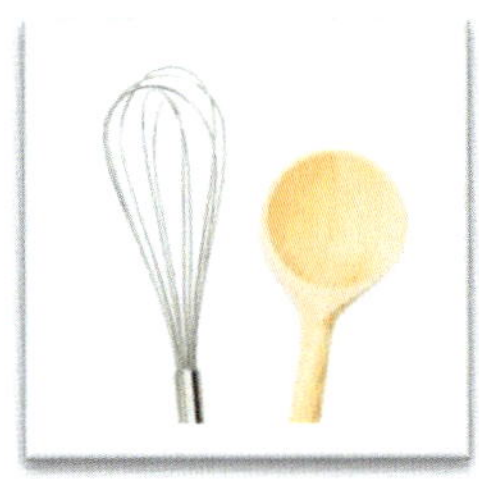

Mess- und Backangaben:
EL = Esslöffel, TL = Teelöffel

Alle im Rezept angegebenen Back-Grade beziehen sich auf einen normalen Gas- oder Elektro-Backofen.
Wenn nicht ausdrücklich anders angegeben, wird bei den Rezepten das Weizenmehl „universal" verwendet.

Und nun zu den Rezepten, die sowohl traditionelle Familienrezepte, als auch selbst kreierte Variationen beinhalten.

DIE KEKSE-KLASSIKER

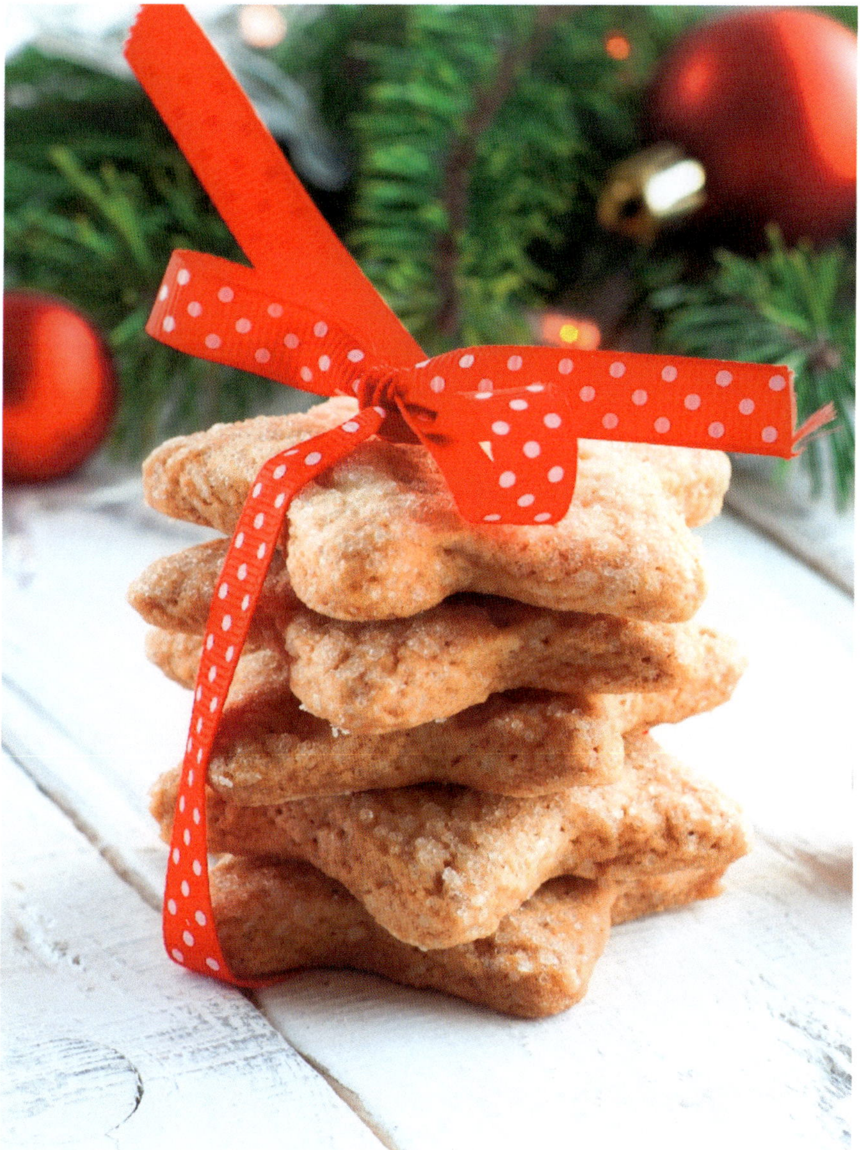

ALMBUTTERBRÖTCHEN

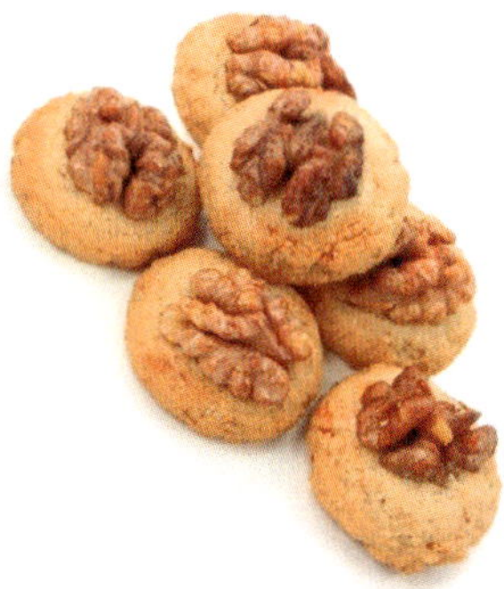

Zutaten:

- 60 g geriebene Schokolade
- 200 g Haselnüsse/Mandeln
- 100 g Mehl (glatt)
- 140 g Butter
- 140 g Zucker
- 1Ei
- 1 Pkg. Vanillezucker
- 3 Tropfen ***Zitronen-Öl***

Für die Glasur: 3 Dotter, 1 Vanillezucker, eventuell ½ Tropfen ***Zimt-Öl***, 150 g Staubzucker, Walnüsse zum Verzieren

Zubereitung:

Mehl und Butter rasch zerbröseln, alle restlichen Zutaten dazu mischen und nicht zu lange kneten. Eventuell den Teig eine Stunde im Kühlschrank kalt stellen.

Runde, einfache Kekse ausstechen und bei 160° C zirka 10 Minuten backen (mit dem Finger auf den Teig drücken, er soll nicht zu weich sein, sondern eine mittlere Härte haben).

Mit der Glasur einen Punkt auf den Keks setzen und eine ½ Walnuss draufsetzen.

ANISBÖGEN

Zutaten:

- 150 g Staubzucker
- 150 g Butter
- 3 Eier
- 1 Tropfen ***Mandarinen-Öl***
- 150 g Weizenmehl

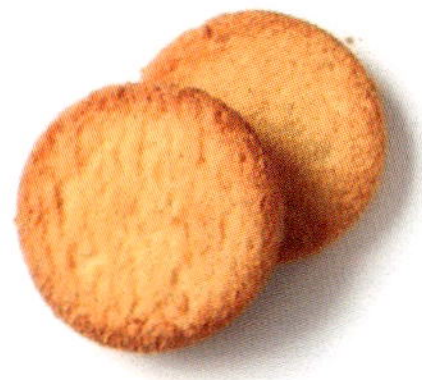

Zum Bestreuen: Anis

Zubereitung:

Alle Zutaten zu einer Masse verarbeiten, zum Schluss das Mehl untermengen. Auf ein befettetes Backblech kleine Häufchen setzen und mit Anis bestreuen.

Bei mittlerer Hitze backen, bis die Ränder ganz leicht Farbe annehmen. Das geschieht sehr rasch!

Die Kekse vom Blech lösen und noch warm sachte über einen Kochlöffel biegen. Wem das über den Löffel Biegen zu aufwändig erscheint, kann einfach auch nur kleine Teig-Häufchen machen.

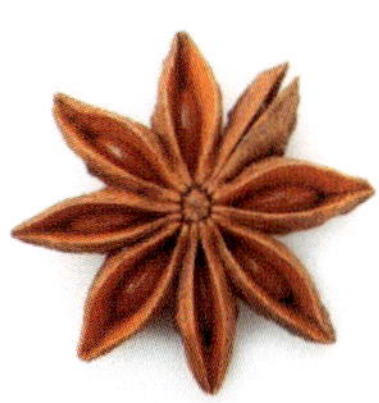

EINFACHE KEKSE
Grundteig für alle Kekse

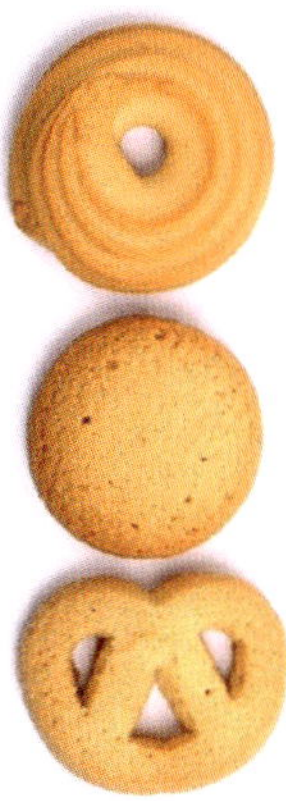

Zutaten:

- 1 kg Mehl (½ glatt, ½ griffig)
- 1-2 Pkg. Vanillezucker
- 5 Tropfen ***Zitronen-Öl***
- 400 g Butter
- 400 g Zucker
- 2 Eier und 2 Dotter
- ½ Backpulver

Zubereitung:
Mehl und Butter abbröseln, dann den Zucker und zum Schluss die restlichen Zutaten untermengen. Rasch, am besten mit kühlen Händen, verarbeiten und zirka 1 Stunde im Kühlschrank ruhen lassen.

Danach den Teig dünn ausrollen, verschiedene Formen ausstechen und zirka 10-12 Minuten bei 160° C backen.

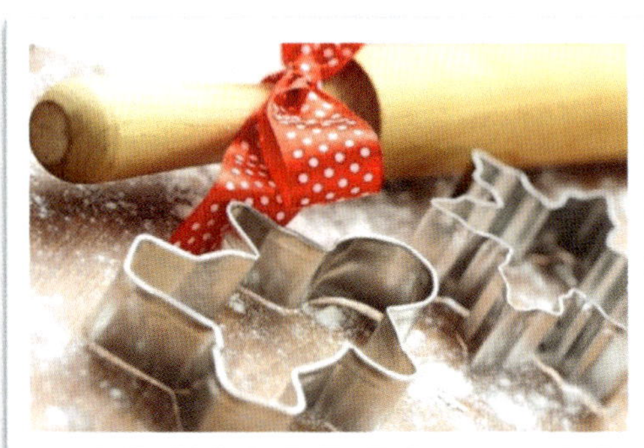

FLORENTINER

Zutaten:

- ¼ Liter Schlagobers
- 40 g Weizenmehl
- 70 g Feinkristallzucker
- 50 g geriebene Mandeln
- 150 g kandierte Früchte

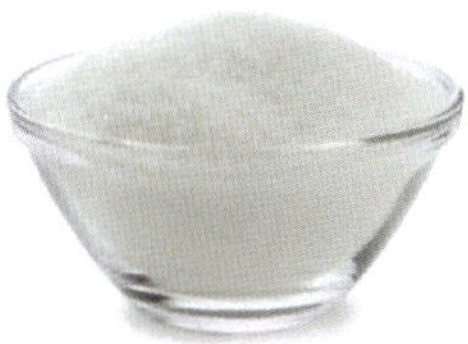

Zum Bestreichen: ein Becher Schokoglasur, verfeinert mit 1 Tropfen eines ätherischen ***Zitrus-Öls*** (sehr fein schmeckt ***Mandarinen-Öl***)

Zubereitung:
Schlagobers leicht zum Kochen bringen, Mehl, Zucker, Mandeln und Früchte dazugeben. Alles gut durchrühren und kalt stellen.

Aus der erkalteten Masse kleine Häufchen auf ein mit Backpapier ausgelegtes Backblech setzen. Diese bei 200° C goldbraun backen. Vorsichtig vom Blech lösen und die Unterseite mit der Schokoglasur bestreichen.

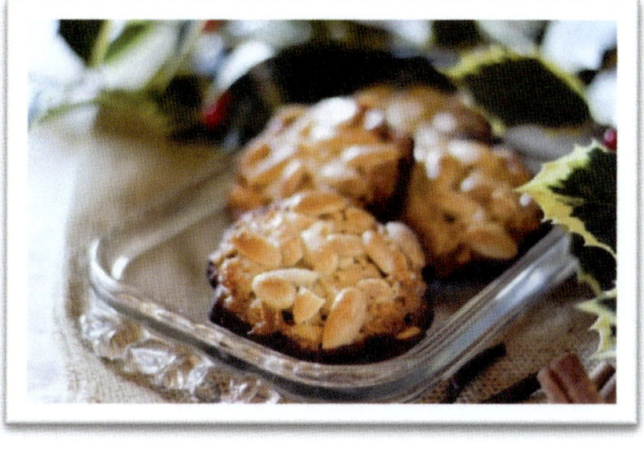

GEWÜRZSCHNITTEN

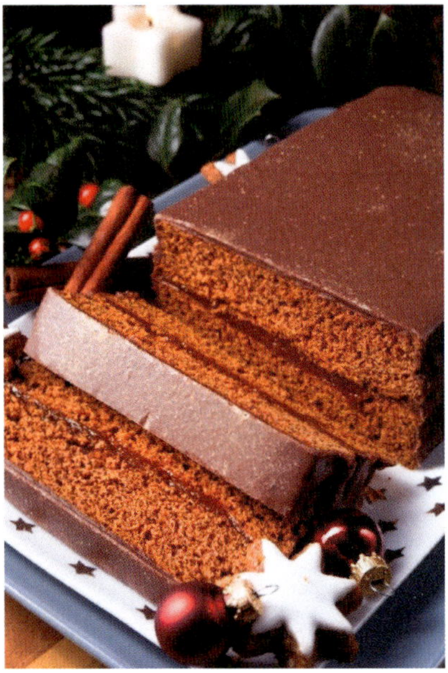

Zutaten:

- 120 g Butter
- 120 g Staubzucker
- 1 Vanillezucker
- 1 EL Rum
- 100 g Kochschokolade
- 3 Eier
- 1 TL Backpulver
- 2 TL Lebkuchengewürz
- Je 1 Tropfen ***Zimt-, Gewürznelken-, Orangen-*** und ***Ingwer-Öl***
- 150 g Weizenmehl (universal)

Zum Bestreichen: warme Marillenmarmelade, Zitronensaft und 1 Tropfen ätherisches ***Zitronen-Öl***, 150 g fertige Schokoladenglasur oder Zuckerglasur

Zubereitung:

Butter, Staubzucker, Vanillezucker und Rum schaumig rühren. Erwärmte Schokolade sowie Eier beigeben und weiterrühren. Das mit Backpulver und Lebkuchengewürz vermischte Mehl locker einrühren. Die Masse fingerdick auf ein bemehltes Blech aufstreichen und bei 180° C zirka 15 Minuten backen.

Den Boden längs halbieren und mit der erwärmten Marmelade bestreichen.
Schokoladeglasur oder Zuckerglasur im Wasserbad erwärmen und damit die zusammengesetzten Böden glasieren.

Eventuell kleingeschnittene Aranzini und Zitronat darauf verteilen und nach dem Stocken der Glasur alles in Schnitten teilen.

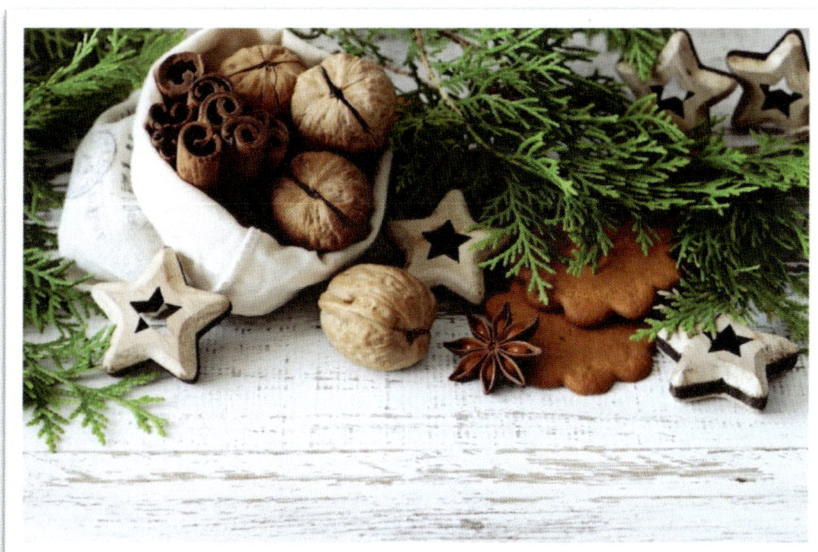

HAFERBRÖTCHEN

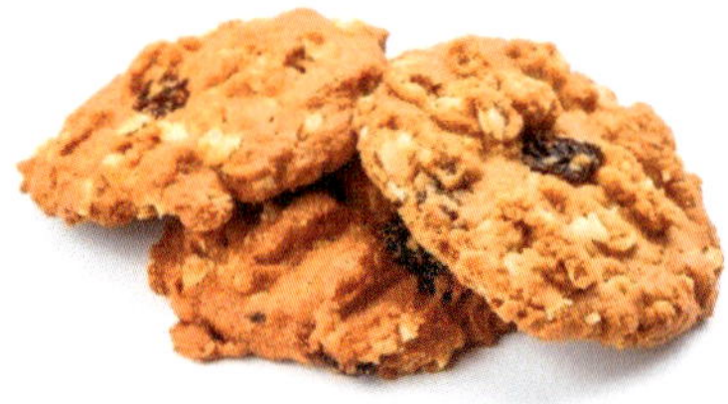

Zutaten:

- 100 g Butter
- 120 g brauner Rohrzucker
- 1 Prise Salz
- 170 g Haferflocken (feine und grobe gemischt)
- 1 Ei
- 1 TL Backpulver
- 1 TL Zitronensaft und 1 Tropfen ***Zitronen-Öl***

Zum Dekorieren: Schokoladeglasur für einen besonders aromatisch Geschmack mit 1 Tropfen ***Minze-, Rosen-*** oder ***Zitrus-Öl*** verfeinern.

Zubereitung:

Butter, Zucker und Salz vermischen und im Wasserbad gut verrühren. Haferflocken mit Backpulver vermengen und mit dem Ei und Zitronensaft in die Masse einrühren.

Kleine Häufchen auf Backpapier setzen und kurz überbacken. Erkaltet eine Hälfte in Schokolade-Glasur tauchen.

Oder eine rechteckige, 20x30 cm große Backform mit Backpapier auslegen, den Teig darauf streichen und im vorgeheizten Backrohr bei 180° C zirka 20 Minuten backen. Erkaltet in kleine Rechtecke schneiden und die Spitzen in Schokolade-Glasur tunken.

HAUSFREUNDE

Zutaten:

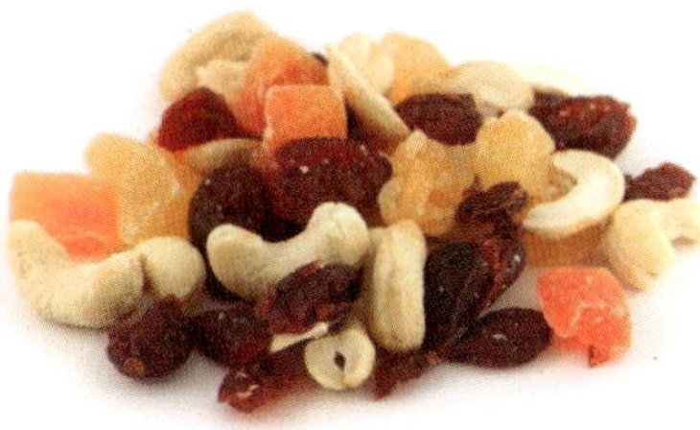

- 180 g Mehl (glatt)
- 180 g Zucker
- 180 g Haselnüsse
- 180 g Rosinen
- 100 g Schokolade
- 100 g Aranzini
- 50 g Zitronat
- 4 Eier
- 1 Vanillezucker
- 3 Tropfen eines ***Zitrus-Öls***
- ½ Backpulver
- 3-4 EL Milch

Zubereitung:

Eier, Vanillezucker und Zucker und ***Zitronen-*** oder ***Orangen-Öl*** schaumig rühren, Haselnüsse, Rosinen, Schokolade, Aranzini, Zitronat und Milch dazugeben und verrühren. Mehl und Backpulver mischen und vorsichtig unterheben.

Gleichmäßig auf das Backblech (Backpapier unterlegen) streichen und zirka 15 Minuten bei 180° C backen. Danach noch heiß in kleine Stücke schneiden.

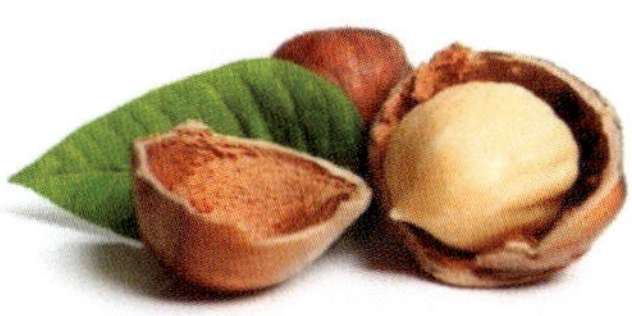

HUSARENKRAPFERL

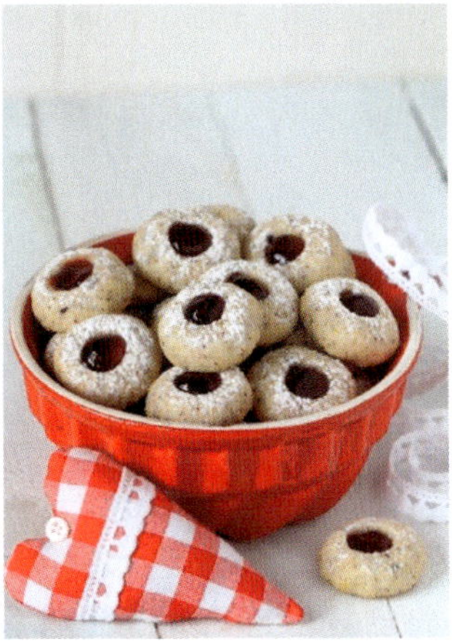

Zutaten:

- 140 g Butter
- 70 g Feinkristallzucker
- 2 Eidotter
- 140 g Weizenmehl (glatt)

Marillen- oder Himbeermarmelade mit 3 Tropfen ätherischem ***Zitronen-Öl*** verfeinern, zum Auffüllen der Vertiefung

Zubereitung:
Die weiche Butter sehr flaumig abrühren, Zucker und Eidotter dazugeben und schaumig rühren. Dann das Mehl beifügen und noch einmal kräftig abrühren.

Mit bemehlten Händen kleine Kugeln aus dem Teig formen (dieser geht beim Backen noch etwas auf), auf das Backblech setzen und ganz leicht flach drücken. In die Mitte mit dem Stiel eines Kochlöffels ein kleines, nicht zu tiefes Loch drücken.

Bei 180° C auf mittlerer Schiene zirka 15-20 Minuten backen, bis die Krapferln goldgelb sind. Aus dem Backrohr nehmen und noch warm mit der, mit ganz wenig Wasser erwärmten und ätherischem Öl verfeinerten, Marmelade füllen. Hier lässt sich auch gut ***Limetten-*** oder ***Mandarinen-Öl*** verwenden.

KOKOSBUSSERL, KOKOSMAKRONEN

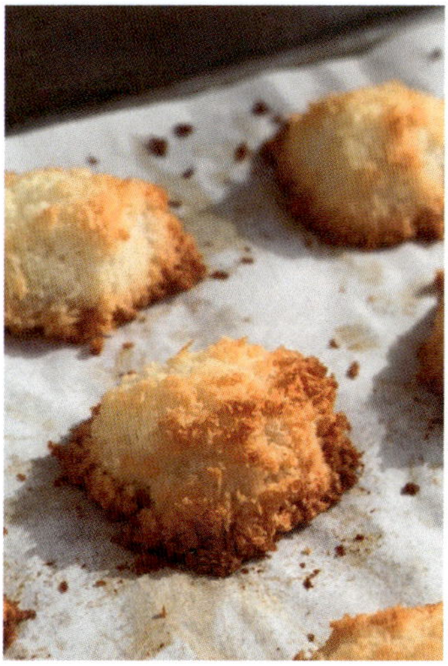

Zutaten:

- 3 Eiweiß
- 100 g Zucker
- 1 Packung Vanillezucker
- Zirka ¼ TL Zimt oder ½ Tropfen ***Zimt-Öl***
- ½ TL Zitronensaft
- 3 Tropfen ***Zitronen-Öl***
- 200 g Kokosraspeln

Zubereitung:

Eiweiß steif schlagen, dann den Zucker löffelweise dazugeben und dabei immer mixen. Die restlichen Zutaten vorsichtig unterheben.

Auf ein bemehltes Backblech kleine bis mittelgroße Oblaten legen, mit der Teigmasse darauf kleine Häufchen formen und darauf achten, dass sie nicht über die Oblaten hinaus stehen. Bei 140° C zirka 15-20 Minuten backen. Die Kokosbusserl sollten eher nur getrocknet werden.

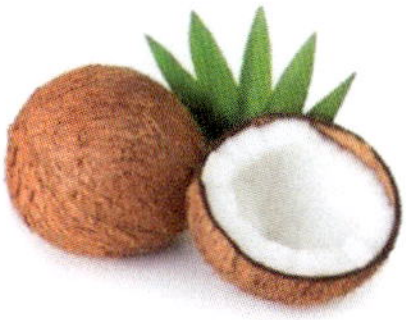

LEBKUCHEN

Nach einem Rezept von TANTE MIA

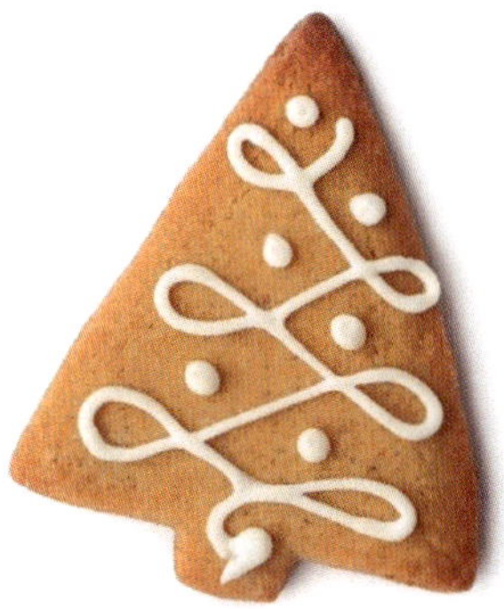

Zutaten:

- ¼ kg Honig
- ¼ kg Zucker
- 250 g Butter
- ½ kg Roggenmehl
- 2 Eier
- 1 TL Zimt
- 1 Tropfen ***Zimt-Öl***

- 100 g geriebene Mandeln, Wal- oder Haselnüsse
- Ein Beutel Lebkuchengewürz oder je 1 Tropfen der ätherischen Öle von ***Zimt, Gewürznelke, Orange und Ingwer***
- 1 Pkg. Backpulver
- ½ Likörglas Rum

Zum Belegen: Etwas Eiweiß und eine Handvoll geschälte, halbe Mandeln

Zum Verzieren des Lebkuchens verwendet man am besten eine Staubzucker-Eiweiß-Mischung, die man in einen Spritzsack oder in eine an der Spitze abgeschnittene Plastiktüte füllt. Eventuell kann diese Masse noch mit Lebensmittelfarbe eingefärbt werden.

Zubereitung:
Honig, Zucker und Butter auflösen (nicht kochen), abkühlen lassen und dann mit dem Mehl vermischen. Nach und nach alle übrigen Zutaten dazugeben und zu einem glatten Teig verkneten (wenn er zu stark klebt, ca. 1 Stunde ruhigstellen).

Formen ausstechen, den Lebkuchen mit Eiweiß bestreichen und eine halbe, geschälte Mandel hineindrücken. Alles bei 180° C zirka 5-10 Minuten backen (nur kurz backen, da er schnell verbrennt). Zum Abschluss nach Belieben verzieren.

Den fertigen Lebkuchen in einem Karton kühl aufbewahren. Eventuell einen Apfel, dem er die Feuchtigkeit entziehen kann, dazulegen, damit er mürbe und weich wird. So hält er bis zu 4 Wochen lang frisch.

LEBKUCHEN/GEFÜLLT

Das Lebkuchen-Grundrezept verwenden, die Hälfte des Teiges auf einem Blech ausrollen. Für die Fülle je 100 g Zitronat, Aranzini, Nüsse und Feinkristallzucker vermengen, 3 EL Honig und 2 EL Rum dazugeben.

Diese Masse auf den Lebkuchen-Teig streichen und mit der 2. Hälfte des Lebkuchen-Teiges abdecken. Mit einem verquirlten Ei bestreichen und bei 180° C zirka 30 Minuten backen. In beliebig große Stücke schneiden.

LINZER AUGEN

Zutaten:

- 150 g Weizenmehl (glatt)
- 100 g Butter
- 50 g Staubzucker
- 50 g geriebene Mandeln, Hasel- oder Walnüsse (optional die Hälfte der Nüsse durch Mohn ersetzen)
- 1 Dotter
- Frisch geriebene Zitronenschale und 1 Tropfen ***Zitronen-Öl***
- 1 Vanillezucker
- Prise Salz

Zum Füllen: Marillen-, Ribisel- oder Johannisbeerenmarmelade erwärmen und mit 1 Tropfen ***Zitronen-Öl*** verfeinern.

Zubereitung:
Alle Zutaten rasch zusammenmischen und zu einem Teig verkneten (bei Bedarf kurz kalt stellen). Den Teig anschließend ausrollen, 2 Formen ausstechen, eine runde Form für den Boden und eine Form mit Löchern. (Es gibt spezielle Linzer Augen-Formen zu kaufen.)

Bei 160° C im vorgeheizten Backrohr zirka 12 Minuten hellbraun backen. Ausgekühlt jeweils 2 unterschiedliche Stücke mit Marmelade zusammensetzen und mit Staubzucker bestreuen.

LINZER AUGEN, ECKIG

Zutaten:

- 250 g Mehl (glatt)
- 150 g geriebene Haselnüsse
- 100 g Staubzucker
- ½ TL Zimt
- ½-1 Tropfen ***Zimt-Öl***
- 1 Pkg. Vanillezucker
- Prise Salz
- 120 g Frischkäse (Doppelrahmstufe)
- 160 g weiche Butter

Zum Füllen: Himbeermarmelade (wunderbar schmeckt sie, wenn sie mit 1 Tropfen ***Rosen-Öl*** oder einem duftenden ***Zitronen-, Limetten-, Orangen-*** oder ***Mandarinen-Öl*** verfeinert wird)

Zubereitung:

Frischkäse und Butter schaumig schlagen, die übrigen Zutaten locker unterheben und mit kühlen Händen rasch zu einem glatten Teig verarbeiten, diesen teilen, in Folie wickeln und 1 Stunde kühl stellen.

Backrohr auf 180° C vorheizen, den Teig zirka 2 mm dick auswalken und viereckige Formen ausstechen (falls keine Formen vorhanden sind, kann man den Teig auch in 4-4,5 cm große Quadrate schneiden). Aus der einen Hälfte der Vierecke jeweils ein paar runde Löcher ausstechen.

Kekse zirka 8-10 Minuten backen, gelochte Kekse anschließend mit Staubzucker bestreuen, Marmelade leicht erwärmen, vom Herd nehmen und das ätherische Öl einrühren. Die Kekse damit bestreichen. Beide Formen zusammensetzen. Es sieht auch sehr hübsch aus, wenn die Keks-Löcher wie bei Domino-Steinen angeordnet werden.

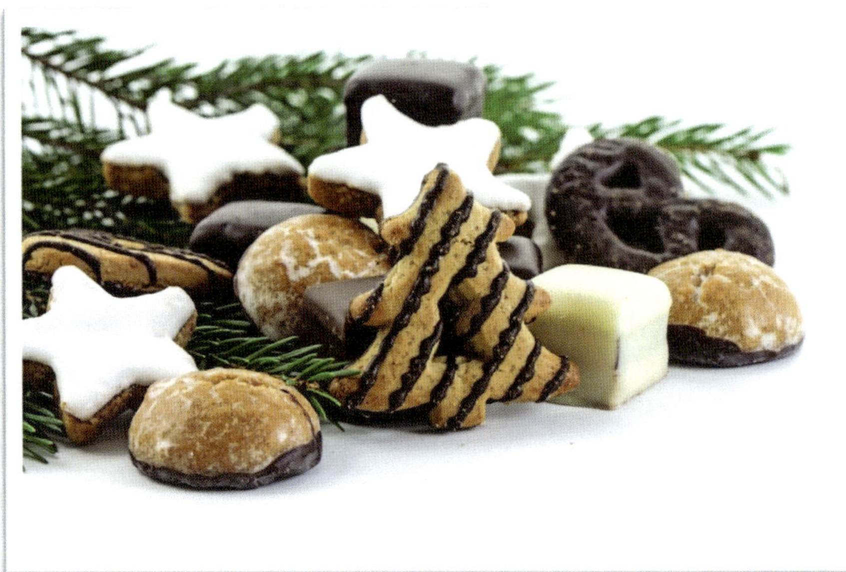

LONDONER SCHNITTEN

Zutaten Teig I:

- 210 g Mehl
- 140 g Butter
- 70 g Zucker
- 2 Dotter
- 1 TL Backpulver

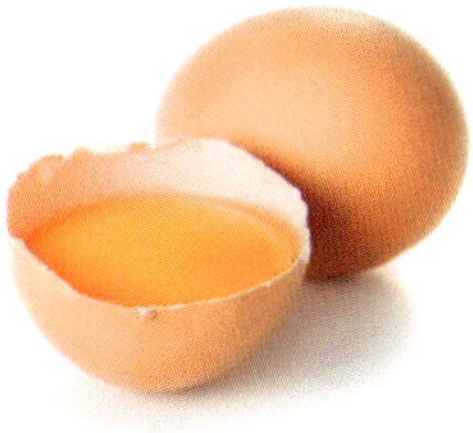

Zutaten für die obere Schicht:

- 3 Eiweiß
- 210 g Zucker
- 140 g geriebene Nüsse
- 1 Pkg. Vanillezucker

Zum Bestreichen: Marmelade, die je nach persönlichem Geschmack mit 1 Tropfen eines ätherischen Öls verfeinert wird

Zubereitung:
Butter und Mehl verbröseln, Zucker und Dotter hinzufügen, zu einem Teig verarbeiten und zirka 1 Stunde kühl rasten lassen. Dann den Teig auf ein mit Backpapier ausgelegtes Backblech streichen und mit Marmelade bestreichen.

Für die obere Schicht Eiklar zu steifem Schnee schlagen, Zucker, Vanillezucker und Nüsse unterheben und auf die Marmeladenschicht streichen. Auf unterster Schiene zirka 12-15 Minuten bei 150° C goldgelb backen (sollte eher getrocknet als gebacken werden). Noch warm in kleinere Schnitten schneiden.

MARZIPAN-STANGERL

Zutaten:

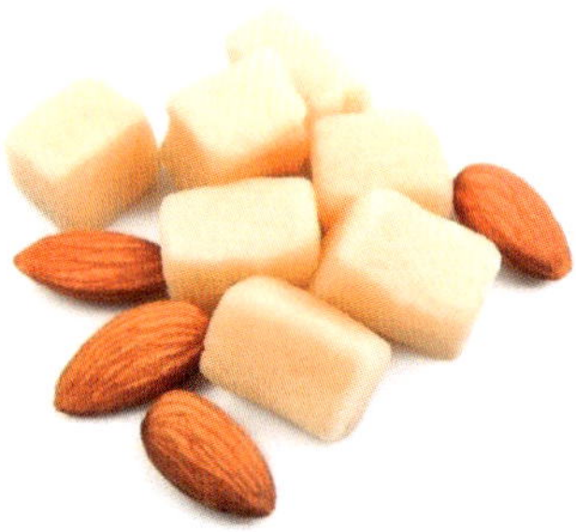

- 400 g Rohmarzipan
- 50 g Staubzucker
- 50 g geriebene Mandeln
- 50 g geriebene Walnüsse
- 4 EL Amaretto
- 2 Eier
- 50 g Weizenmehl (glatt)
- 40 g Honig

Zum Glasieren: Schokoladeglasur eventuell mit 1 Tropfen ***Zitronen-, Mandarinen-*** oder ***Orangen-Öl*** verfeinern
Zum Wälzen: Mandelblättchen

Zubereitung:
Alle Zutaten vermischen, zu einem Teig verrühren und 30 Minuten kalt stellen. Schöne, gleichmäßige Stangerl (mit einem Spritzsack gelingen sie besonders gut) von etwa 5 cm Länge formen und bei 180° C zirka 10 Minuten backen. Die Enden in Schokoglasur tunken und in Mandelblättchen wälzen.

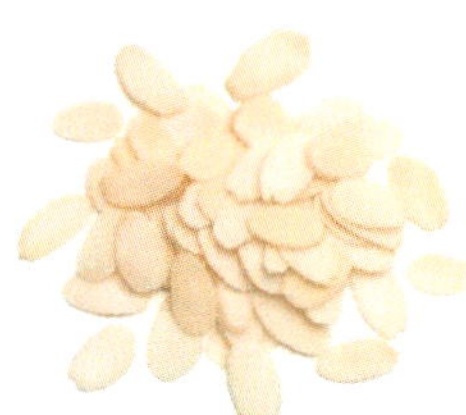

NUSSKRAPFERL

Zutaten:

- 150 g Hasel- oder Walnüsse
- 150 g Staubzucker
- 150 g Butter
- 200 g Weizen- oder Dinkelmehl
- ½ Pkg. Vanillezucker
- 1 Schuss Rum
- ½ Zitronenschale
- 1 Tropfen ***Zitronen-*** oder ***Orangen-Öl***
- 2 Eidotter

Zum Dekorieren: ¼ Walnuss

Zubereitung:

Butter und Mehl abbröseln, dann die restlichen Zutaten dazugeben und alles kurz miteinander verkneten. Nun entweder kleine Kugeln rollen oder mit einer Spritztülle kleine Krapferln auf das befettete Backblech formen. Mit der Walnuss belegen und bei 160° C goldgelb backen.

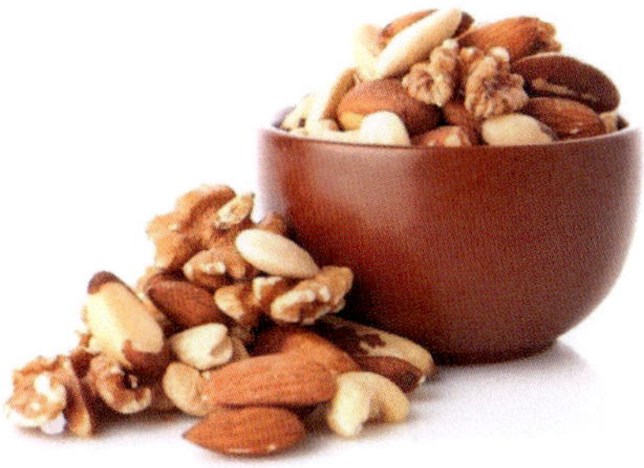

RUMKUGELN

Zutaten:

- 350 g Staubzucker
- 1 Pkg. Vanillezucker
- 2 Tropfen ***Zitronen-*** und ***Zimt-Öl***
- 200 g Butter
- 130 g Kokosraspeln
- 70 g Mehl
- ½ EL Kakao
- 3-4 EL Rum

Zum Dekorieren: Kokosraspeln zum Wälzen der Kugeln und kleine Papierschüsseln

Zubereitung:
Alle Zutaten vermischen, mit den Händen gut abrühren und so lange kalt stellen, bis die Masse fest ist. Dann kleine Kugeln formen, in den Kokosraspeln wälzen und in die Papierschüsseln geben.

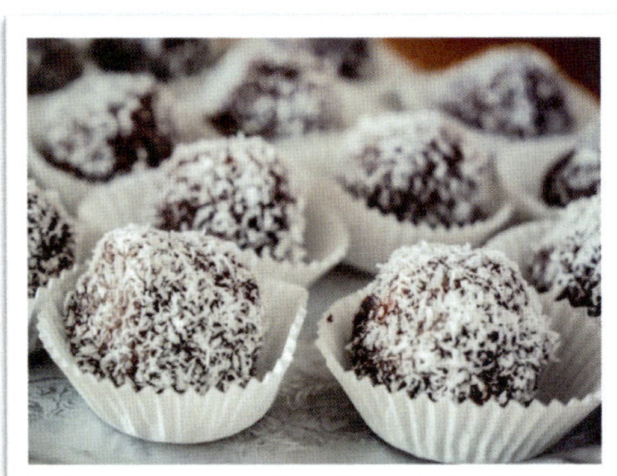

SPRITZGEBÄCK-BASISREZEPT

Zutaten:

- 20 g Butter
- 20 g Staubzucker
- 1 Packung Vanillezucker
- 3 Tropfen ***Zitronen-Öl***
- 4 Dotter
- 2 EL Rum
- 30 g Mehl (griffig)
- 100 g Mandeln geschält und gerieben

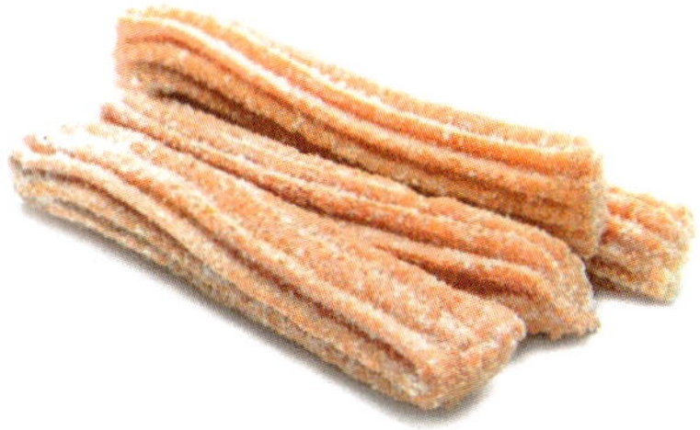

Zum Bestreichen: 1-2 Dotter

Zubereitung:

Butter mit Staubzucker und Vanillezucker sehr cremig rühren. Nach und nach Dotter und Rum beifügen, Mehl und Mandeln unterheben.

Einen Spritzsack mit gezackter Tülle mit dem Teig füllen und auf ein mit Backpapier belegtes Blech Ringe oder S-Formen spritzen. Eine Stunde kalt stellen.

Mit Dotter bestreichen und bei 180° C zirka 20-25 Minuten backen, bis sie goldgelb sind. Am Schluss eventuell mit Schokolade-Glasur, Hagelzucker oder einem Zimt-Zucker-Gemisch verzieren.

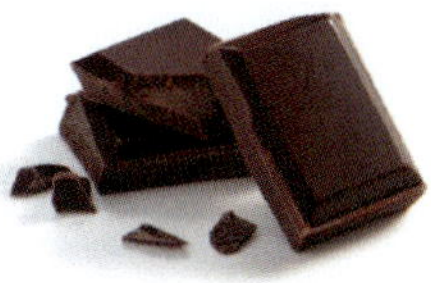

VANILLEKIPFERL

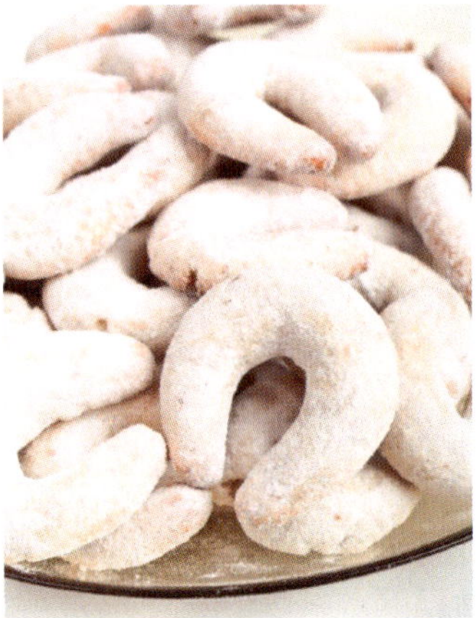

Zutaten:

- 300 g Mehl (universal)
- 70 g Staubzucker
- 1 Pkg. Vanillezucker
- 3 Tropfen ***Orangen-Öl***
- 100 g gerieb. Haselnüsse
- Prise Salz
- 220 g Butter
- 1 Ei

Zuckermischung zum Wälzen: 150 g Staubzucker und 1 Packung Vanillezucker mit einem Tropfen ***Zitronen-Öl*** rundet den Geschmack ganz fein ab.

Zubereitung:

Das Mehl auf einer Arbeitsfläche verteilen. Staubzucker, Vanillezucker, Haselnüsse und das Salz beimengen. Die Butter und das Ei hinzufügen und alles rasch zu einem Teig verkneten. Eine Stunde kalt stellen.

Aus dem Teig kleine Kipferl formen und auf ein bemehltes Backblech legen. Im vorgeheizten Rohr bei 150° C zirka 15-20 Minuten backen (es hat sich bewährt, die Oberhitze stärker einzustellen). Die noch heißen Vanillekipferl vorsichtig in der Zuckermischung wälzen.

WINDBÄCKEREI

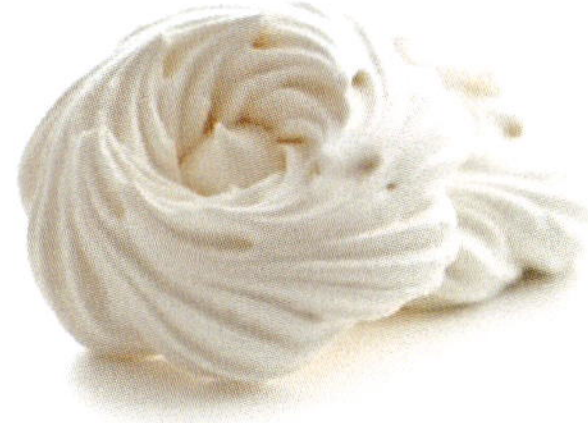

Zutaten:

- 210 g Feinkristallzucker
- 210 g Staubzucker
- 6 Eiklar

Zum Verzieren eignen sich bunte Streusel, Glasuren und Lebensmittelfarben

Zubereitung:
Das Eiklar zu einem sehr festem Schnee schlagen und zirka 2/3 des Feinkristallzuckers nach und nach einschlagen. Danach den restlichen Zucker mit dem Kochlöffel einrühren, sodass ein fester, zäher Schnee entsteht.

Die Masse in einen Dressiersack mit gezackter Tülle füllen und auf ein mit Backpapier ausgelegtes Blech verschiedene Formen spritzen. Bei 120° C zirka 30 Minuten eher trocknen als backen, bis die Formen spröde sind und sich leicht vom Papier lösen lassen.

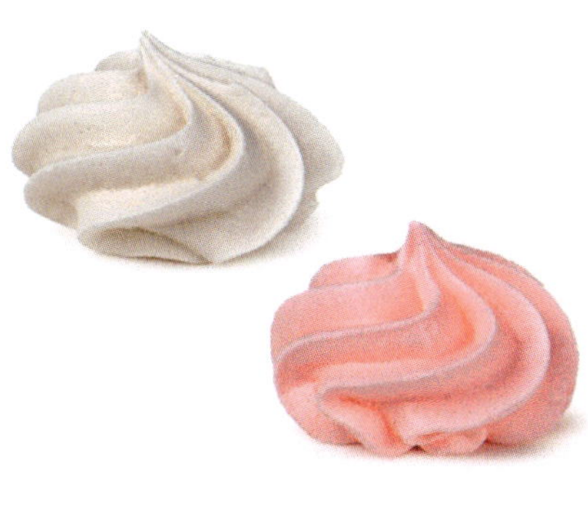

Ideen zum Verzieren:

- Vor dem Backen mit bunten Streuseln bestreuen
- Eine Hälfte in Schokolade-Glasur, die mit einem ätherischen Öl ihrer Wahl, z.B. 1 Tropfen ätherischem ***Orangen-Öl*** verfeinert wurde, tauchen.
- Mit Lebensmittelfarbe einfärben. Auch diese lassen sich mit ätherischem Öl geschmacklich wunderbar verfeinern.
- Kleine Busserln formen und sie nach dem Backen zum Beispiel mit einer, mit einem ätherischen Öl verfeinerten, Himbeermarmelade zusammensetzen.

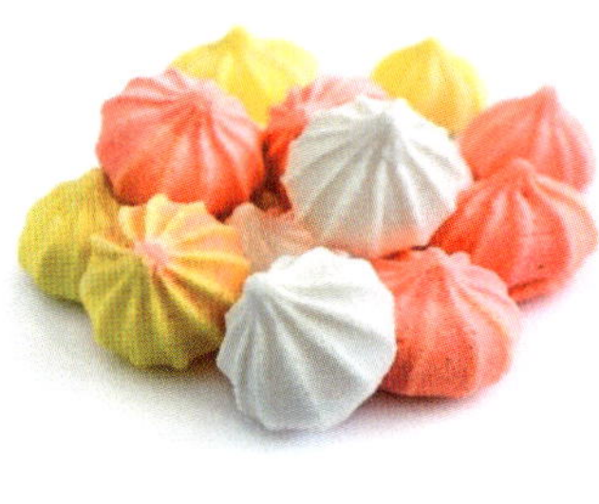

ZIMTSTERNE

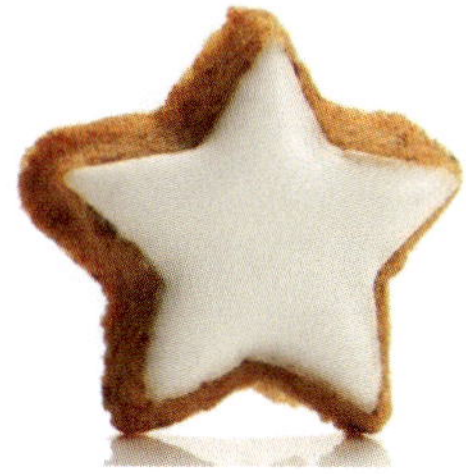

Zutaten:

- 350 g Mehl
- 125 g Butter
- ¾ Pkg. Backpulver
- 130 g Feinkristallzucker
- 1 Pkg. Vanillezucker
- 2 Eier
- 1 EL Rum
- 1 TL Zimt
- 1 Tropfen ***Zimt-Öl***
- Prise Salz

Zum Bestreichen: ein Eiweiß mit 1 Tropfen ***Zitronen-Öl***

Zum Belegen: eventuell eine Handvoll geschälte, halbierte Mandeln

Zubereitung:
Mehl mit der Butter abbröseln, Backpulver, Zucker, Vanillezucker, Eier, Rum, Zimt und Salz beifügen und rasch (am besten mit kühlen Händen) zu einem Mürbteig verkneten. Den Teig in Folie einwickeln und zirka 1 Stunde im Kühlschrank rasten lassen.

Dann dünn ausrollen und Sterne ausstechen. Diese mit Eiweiß bestreichen und eventuell mit einer halben Mandel belegen. Bei 180° C im Backrohr hellbraun backen.

ZIMTSTERNE ohne Mehl, mit Gewürzen

Zutaten:

- 3 Eiweiß
- 250 g Staubzucker
- 1 Pkg. Vanillezucker
- 4 Tropfen Bittermandel-Backöl
- 1 gestrichener TL Lebkuchengewürz oder je 1 Tropfen ***Zimt-, Gewürznelken-, Orangen-*** und ***Ingwer-Öl***
- 350-400 g gemahlene Mandeln

Zubereitung:

Eiweiß zu einem sehr festen Schnee schlagen, dabei den Staubzucker löffelweise mitschlagen. 3 EL von diesem Eischnee zum Bestreichen beiseite stellen.

Vanillezucker, Backöl, Lebkuchengewürz und so viel von den gemahlenen Mandeln unterrühren, dass der Teig kaum noch klebt. Teig in einen Gefrierbeutel füllen und darin zirka ½ cm dick ausrollen und für 15 Minuten in den Kühlschrank legen. Danach den Beutel aufschneiden und mit einem Keksausstecher Sterne aus dem Teig ausstechen.

Diese auf ein mit Backpapier ausgelegtes Blech legen, den beiseite gestellten Eischnee darauf streichen und auf mittlerer Schiene bei 100° C zirka 15 Minuten backen. Dann die Temperatur auf 75° C zurückschalten und zirka 30 Minuten weiterbacken. Der Eischnee soll beim Herausnehmen der Kekse aus dem Backrohr noch schön hell sein.

TRADITIONELLE KUCHEN-REZEPTE

KLETZENBROT

Zutaten für 8 kleine Wecken:

- ½ kg Roggenmehl
- ½ kg Weizenmehl
- 2 Würfel Germ/Hefe
- 4 EL Milch
- 1 EL Zucker
- 1 Prise Salz
- Wasser nach Bedarf

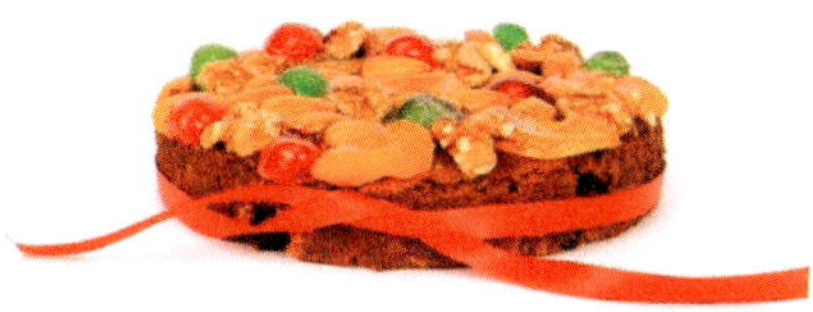

Zum Belegen: 1 Ei, geschälte Mandeln, kandierte Kirschen

Für die Fülle: Ungefähr ein halbes Likörglas Rum, 500 g überkochte Dörrzwetschgen, 500 g überkochte Kletzen (getrocknete Birnen), 500 g Feigen, 130 g ganze Haselnüsse und Walnüsse, 250 g Rosinen, 1 EL Zimt, 1 Tropfen ***Zimt-Öl***, etwas Anis und feingeriebene Orangen- und Zitronenschale und je 3 Tropfen ***Orangen-*** und ***Zitronen-Öl***

Zubereitung:

Früchte grob schneiden und mit dem Rum vermischen. Zimt, Anis und ätherische Öle dazu träufeln. Diese Mischung sollte 12 Stunden durchziehen.

Germ zerbröseln und mit Milch und Zucker ein „Dampfl" machen, dieses zugedeckt an einem warmen Ort aufgehen lassen, bis es rissig wird.

Mehl in einen großen Topf geben und das „Dampfl", Wasser und Salz beifügen. Gut abschlagen und zirka ½ Stunde zugedeckt in der Wärme aufgehen lassen. Dann die Früchtemischung in den Teig einkneten und anschließend zirka 8 kleine Wecken formen. Diese wieder zugedeckt ½ Stunde gehen lassen.

Wecken mit Ei bestreichen und mit geschälten Mandeln und kandierten Kirschen belegen. Bei 160° C zirka 1 Stunde backen.

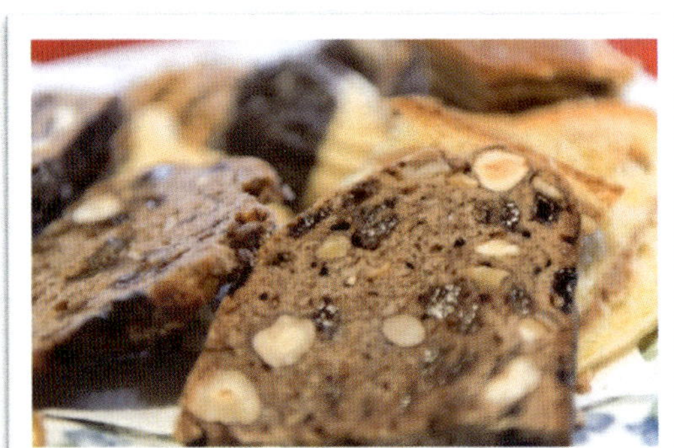

WEIHNACHTSSTOLLEN, CHRISTSTOLLEN

Zutaten für 2 Stollen:

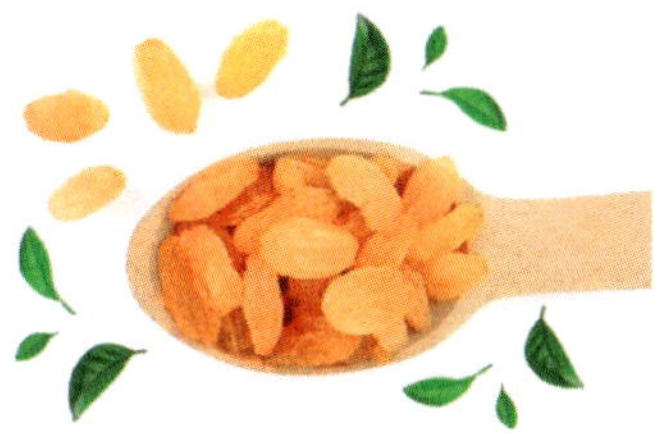

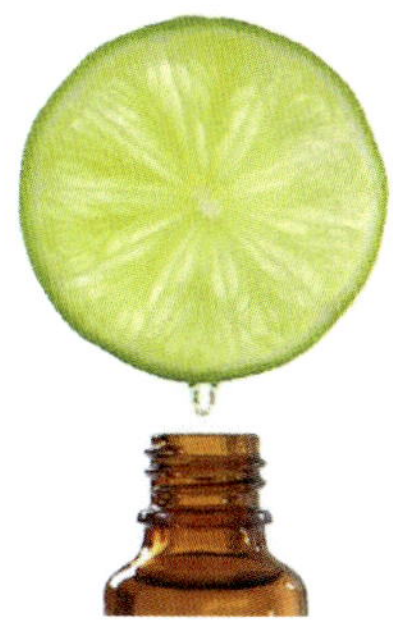

- Je 50 g Zitronat, Aranzini, Kletzen (getrocknete Birnen)
- 200 g Rosinen
- 80 g Mandeln
- ½ Likörglas Rum
- 125 ml Milch
- 2 Eidotter
- 600 g Weizenmehl (griffig)
- 110 g Staubzucker
- 240 g Butter
- 1 Pkg. Trockengerm/-hefe
- 1 Pkg. Vanillezucker
- Zitronenschale
- 5 Tropfen ***Zitronen-Öl***

Zum Betreuen: Vanille-Staubzucker-Gemisch, das mit 1 Tropfen ***Zimt-Öl*** oder ***Mandarinen-Öl*** verfeinert wurde

Zubereitung:

Bereits am Vortag die Mandeln stifteln, Kletzen, Zitronat und Aranzini klein schneiden und mit den Rosinen vermischen. Danach alles mit Rum übergießen und über Nacht stehen lassen.

Die übrigen Zutaten zu einem geschmeidigen Teig kneten und die am Vortag marinierten Früchte einkneten.

Die Masse in zwei eingefettete Stollenformen füllen oder auf einem bemehlten Backblech zwei Striezel formen und zirka 20 Minuten rasten lassen.

Anschließend bei 180° C zirka 50 Minuten backen.
Nach dem Backen sofort aus der Form stürzen, mit zerlassener Butter, die mit 2 Tropfen Zitrus-Öl, z.B. ***Mandarinen-Öl***, verfeinert wurde, bestreichen.

Abschließend mit dem Vanille-Staubzucker-Gemisch (siehe oben), mit 1 Tropfen ***Zimt-*** oder ***Mandarinen-Öl*** gewürzt, bestreuen. Dazu nimmt man einen Glasbehälter mit Schraubverschluss, füllt das Vanille-Staubzucker-Gemisch und 1 Tropfen ätherisches Öl ein, verschließt den Behälter und schüttelt ihn kräftig.

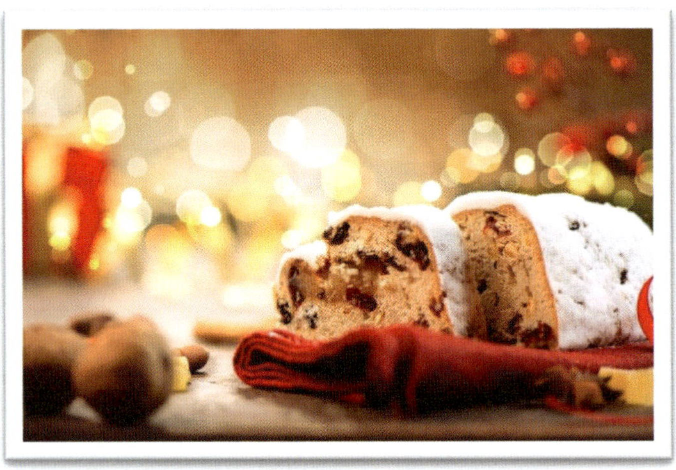

SÜSSER-WEIHNACHTLICHER NACHTISCH

BRATAPFEL

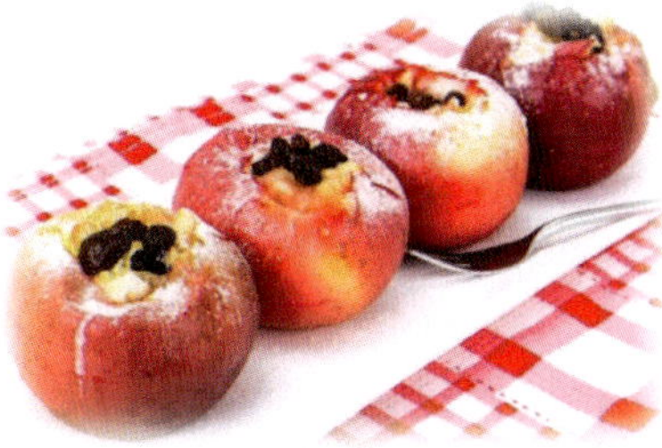

Zutaten für 4 Personen:

- 4 Äpfel
- 4 EL Honig
- 1 Prise Zimt
- 100 g Butter
- 1 TL Rosinen
- 1 TL Lebkuchengewürz
- Je 1 Tropfen ***Zimt-, Gewürznelken-, Orangen-*** und ***Ingwer-Öl***
- 4 EL grob gehackte Walnüsse

Zubereitung:

Das Apfelgehäuse vorsichtig ausstechen und für die Füllung alle Zutaten, außer der Butter, vermischen und in den ausgehöhlten Apfel füllen.

Die Äpfel auf ein Backblech setzen und jeweils mit einem Stückchen Butter belegen und zirka 30 Minuten bei 180° C im Backrohr backen. Eventuell mit Vanille-Soße servieren.

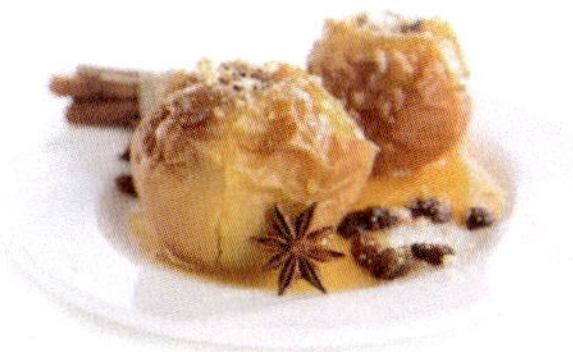

LEBKUCHENPARFAIT

Zutaten:

- Zirka 75 ml Orangensaft mit ½ Tropfen ***Orangen-Öl*** verfeinern
- 1 Pkg. Vanillezucker
- 3 Eigelb
- 300 ml Schlagobers
- 75 g Zucker
- 1-2 TL Lebkuchengewürz und je 1 Tropfen ***Zimt-, Gewürznelken-*** und ***Orangen-Öl***
- 120 g Spekulatius oder Amaretto-Kekse
- Optional ein kleiner Schuss Amaretto-Likör

Zubereitung:

Eigelb, Zucker, Vanillezucker und Orangensaft in einem Topf im Wasserbad so lange aufschlagen, bis die Konsistenz dicklich ist. Aus dem Wasserbad nehmen und abkühlen lassen.

300 ml Schlagobers schlagen, am Schluss Spekulatius oder Amaretto-Kekse grob zerkleinern und dazu bröseln.

Eigelb-Masse vorsichtig unter die Schlagobers-Spekulatius-Masse heben. In verschiedene, mit Klarsichtfolie (zum leichteren Stürzen) ausgelegte Formen füllen. Mit Klarsichtfolie abdecken und anschließend zirka 10 Stunden im Gefrierschrank belassen.

Aus der Form stürzen und mit zerbröseltem Spekulatius, Orangenspalten und Minzeblättchen dekorieren.

MARONICREME mit ZIMT

Zutaten:

- 300 g vorgegarte Maroni
- 2 EL Vanillezucker
- 2 Tropfen ***Zimt-Öl***
- 1 Tropfen ***Zitronen-Öl***
- 1 kleiner Schuss Rum
- 2 Eidotter
- 75 g Zucker
- 200 ml Schlagobers
- 1 TL Zimtpulver

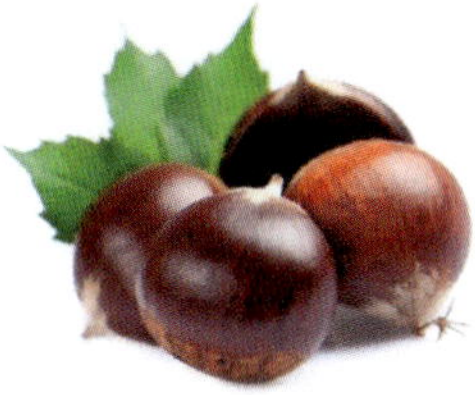

Zubereitung:

Maroni pürieren und mit dem Vanillezucker, Zimt, ***Zimt- und Zitronen-Öl*** und Rum verrühren.

Dotter mit 1 EL Wasser und Zucker zu einer dicklichen Creme aufschlagen und unter das Maroni-Mus heben.

Schlagobers mit dem Zimtpulver steif schlagen und ca. 2/3 davon unter die Creme heben.

Alles in Dessertgläser füllen und mit dem restlichen Schlagobers garnieren.

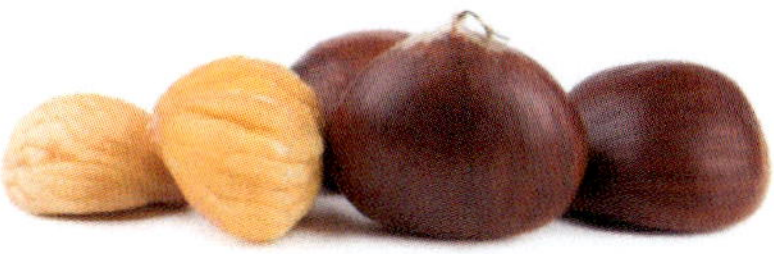

WEIHNACHTLICHE GESCHENKSIDEEN

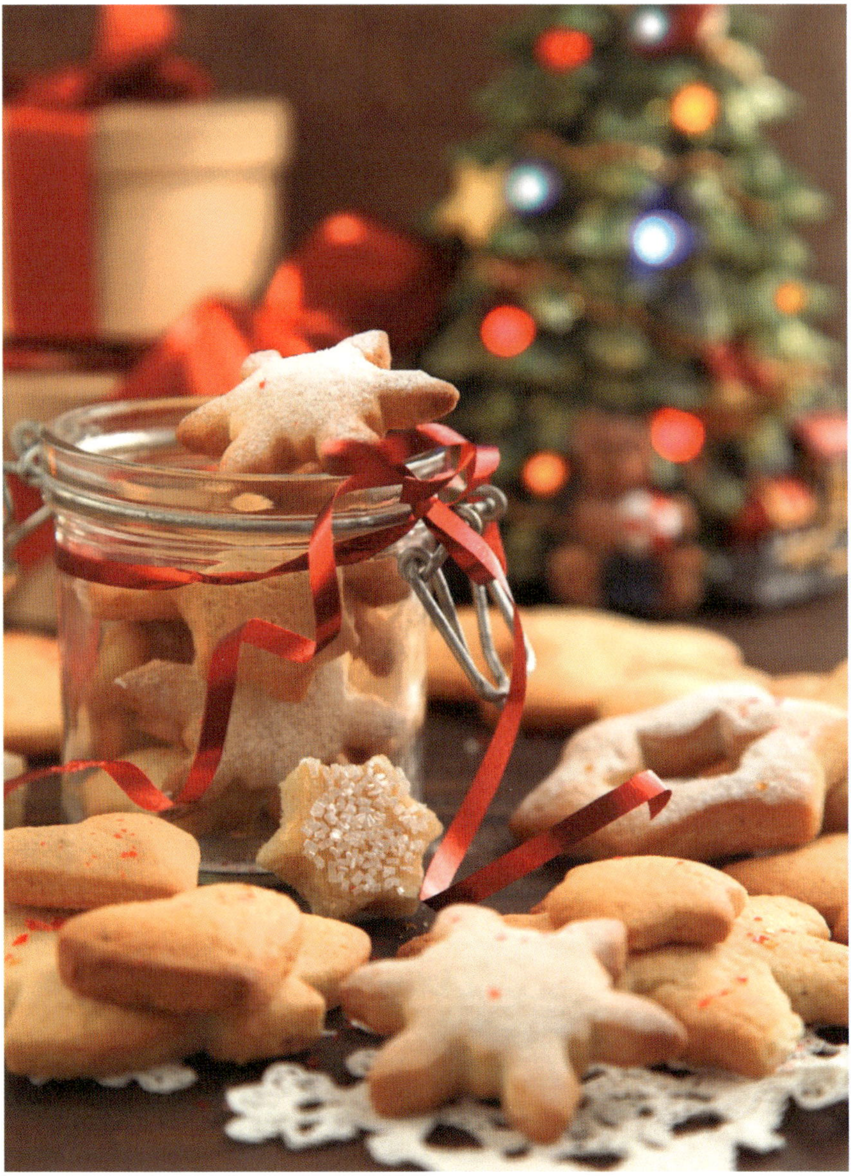

QUITTEN-KÄSE

- 750 g Quitten gut abgerieben, Stiel und Strunk entfernt und zerkleinert
- ½ Liter Wasser
- 200 g (Gelier-) Zucker
- 1 TL Zimt
- 1 Tropfen ***Zimt-Öl***
- 1 Tropfen ***Orangen-Öl*** oder ***Mandarinen-Öl***

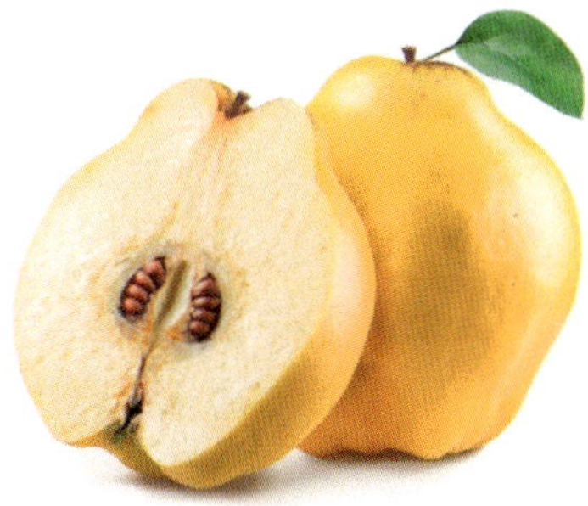

Zubereitung:
Die Quitten im Wasser weich kochen und herausnehmen (das Quittenwasser zum Trinken aufbewahren, es schmeckt kalt und warm getrunken sehr lecker und ist reich an Vitamin C, Kalium und Kupfer). Fein passieren und mit dem (Gelier-) Zucker vermengen. Das Ganze dick einkochen lassen und dabei regelmäßig umrühren, da sich die Quittenmasse schnell am Boden anlegt.

Die heiße Masse zirka 1 cm hoch in eine rechteckige Form füllen und kalt werden lassen. Danach einige Stunden bei 40° C im Backofen trocknen und dabei die Backofentür einen kleinen Spalt offen lassen. Als getrocknete Masse lassen sich verschiedene Formen, Schnitten und Würfel ausschneiden und eventuell in Staubzucker wälzen.

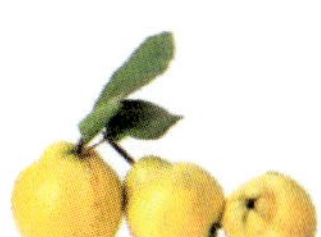

SCHOKO-AUFSTRICH

Zutaten:

- 200 g Haselnüsse
- 250 g weiche Butter
- 3 EL Honig oder alternativ Agavendicksaft
- 1 Prise Salz

Eventuell verfeinern mit: 1-2 EL Kakaopulver, Mark einer Vanilleschote oder 1 Päckchen Vanillezucker, etwas Zitronensaft und/oder 1 Tropfen ätherisches ***Zitronen-Öl*** (besonders fein schmeckt es auch mit 1 Tropfen ***Lavendel-Öl*** oder einem Hauch ***Orangen-*** *oder* ***Pfefferminz-Öl***)

Zubereitung:
Haselnüsse fein hacken und in einer Pfanne ohne Fett anrösten; je länger, desto kräftiger wird der Nuss-Geschmack. Nüsse anschließend abkühlen lassen.

Weiche Butter in eine hohe Schüssel geben und mit dem Rührbesen cremig schlagen. Nussmasse, Honig und die weiteren Zutaten hinzufügen und ausgiebig mixen. Je nachdem, wie fein die Nüsse gehackt wurden, wird die Masse mehr oder weniger weich und cremig. Wenn eine besonders cremige Konsistenz bevorzugt wird, empfiehlt es sich den Aufstrich zum Schluss noch mit einem Pürierstab fein zu pürieren. In saubere Gläser füllen, beschriften und kühl lagern.

NATÜRLICHE LEBENSMITTELFARBEN SELBST GEMACHT

Gerade beim Verzieren der Weihnachtsbäckerei möchte man oft, dass der gebackene Lebkuchen und die Kekse eine ganz bestimmte Farbe aufweisen. Hierzu eignen sich zwar fertige Lebensmittelfarben, doch diese enthalten meistens eine Unzahl an künstlichen Inhaltsstoffen. So empfiehlt es sich, die Lebensmittelfarben selbst herzustellen, wobei eine wirklich deckende Färbung mit natürlichen Farben eher nicht erreicht wird.

Je nachdem welche Zutat zum Färben verwendet wird, beziehungsweise welcher Farbton erwünscht ist, sollte auch auf den Eigengeschmack der verwendeten Pflanzen und Kräuter geachtet werden.

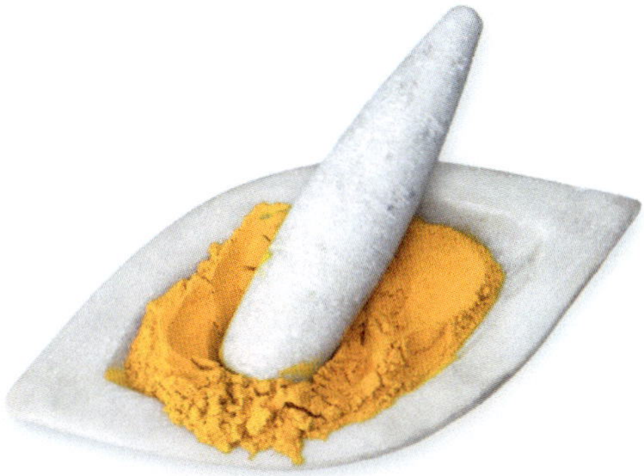

NATÜRLICHE LEBENSMITTELFARBEN

Blau/violett: Heidelbeersaft, Holunderbeerensaft, Rotkohl/Blaukraut (es entsteht ein dunkelroter Saft, der mit Natron gemischt einen schönen Blauton ergibt)

Violett: Himbeeren oder Rote Johannisbeeren - in den fertigen Saft nach und nach etwas Natron einrühren bis der Wunschton erreicht ist. (Achtung: bei zu viel Natron wird die Farbe schnell gräulich!)

Rosa: Malventee, Himbeeren, Erdbeeren

Rot: Rote Bete/Roter Rübensaft, Rote oder Schwarze Johannisbeeren

Hellgrün: Pfefferminztee, Spinat, Limetten-Abrieb, Weizen- oder Gerstengraspulver (hat einen intensiven Eigengeschmack)

Oder Petersilienblätter mit wenig Wasser pürieren und danach passieren. Den Saft aufkochen und den grünen Farbstoff, der sich an der Oberfläche sammelt, abschöpfen und verwenden.

Gelb: Safran, Zitronen-Abrieb, Curry, Kurkuma, Tagetes-Blütenblätter

Orange: Orangen-Abrieb, Karotte, Paprikapulver

Braun: Zimt- oder Kakaopulver oder Kristallzucker karamellisieren

Schwarz: Aktivkohle ergibt einen dunklen Grauton.

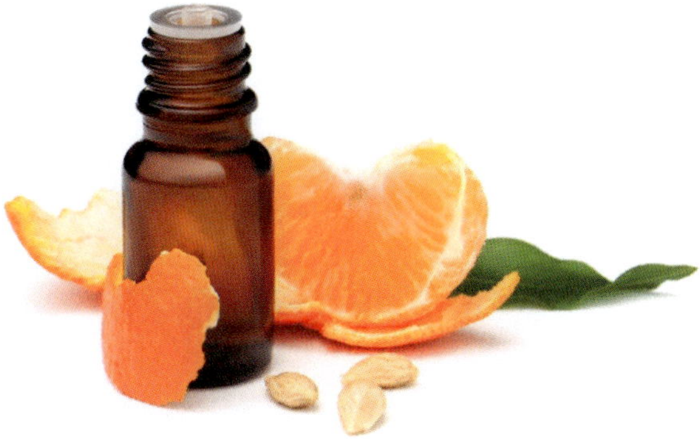

Über die Autorinnen

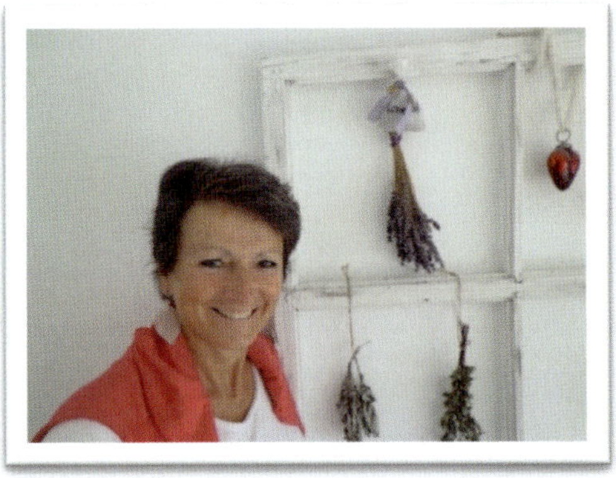

Hermine Gärtner ist in der schönen Landschaft des Murtals, Steiermark, in Österreich naturverbunden aufgewachsen und begann sich schon früh für alternative Heilmethoden zu interessieren.

Sie absolvierte unter anderem eine Ausbildung zur Heilpraktikerin in Deutschland, die Fachhochschule in Feldkirchen zum Gesundheits- und Pflegemanagerin und diverse Kräuterausbildungen, wie die Kräuterakademie *FNL, Freunde naturgemäßer Lebensweise* und laufende Weiterbildungen, Seminare und Workshops, unter anderem beim Südtiroler Kräuterexperten G. Hochgruber. Schon seit längerer Zeit beschäftigt sie sich mit der Wirkung ätherischer Öle auf Körper und Seele.

Sie ist leidenschaftliche Hobby-Köchin und ihre köstlich duftenden, mit ätherischen Ölen angereicherten Rezepte sind legendär, das können ihre beiden Söhne Michael und Christoph bezeugen.

Ihre Vorliebe, einheimische, das heißt, vor unserer Haustür wachsende, Kräuter und ätherische Öle miteinander zu kombinieren, weckte ihn ihr das Interesse, ihre Erfahrungen in einem Büchlein zu veröffentlichen, um andere Menschen an ihrem Wissen teilhaben zu lassen.

Maria L. Schasteen ist ärztlich geprüfte Aromapraktikerin, Inhaberin der Firma *Secrets of Nature Vertriebs GmbH*. und Autorin der Bestseller Trilogie *Duftmedizin.* Sie schaut auf eine über zwanzigjährige Erfahrung mit ätherischen Ölen zurück.

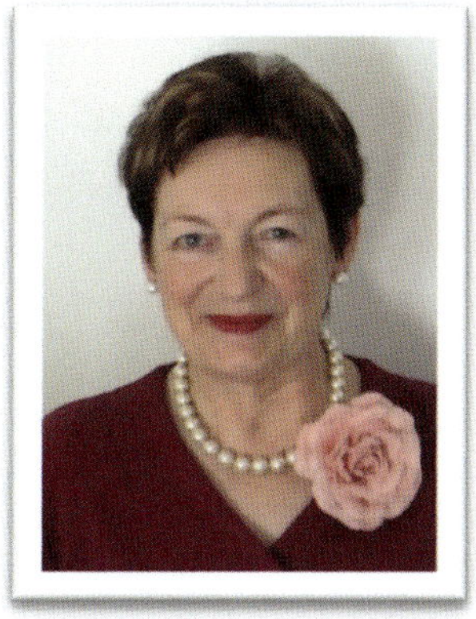

Kontakt:
www.mariaschasteen.com

Viel Freude beim Backen mit Ätherischen Ölen und gutes Gelingen!

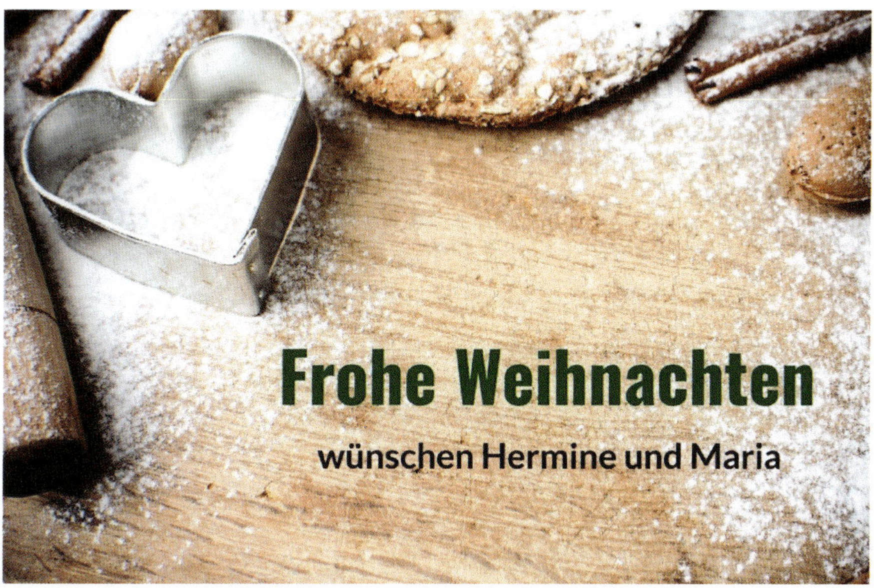

Literaturhinweis:

Die Sofort Ratgeber Serie:

Band 1: Natürliche Haarpflege mit Ätherischen Ölen

Band 2: Ätherische Öle – Die kleine Hausapotheke

Band 3: Ätherische Öle – 38 Schönheitsrezepte für den Sommer

Band 4: Ätherische Öle für Geniale Schulkinder

Band 5: Ätherische Öle – Essen mit Kindern

Band 6: Ätherische Öle und die festliche Aromaküche

Band 7: Ätherische Öle gegen Umweltgifte

Band 8: Ätherische Öle in der Küche – Ein sinnlicher Genuss

Band 9: Ätherische Öle im Licht der Farben

Band 10: Ätherische Öle in der Weihnachtsbäckerei

Die Trilogie „Duftmedizin":

Duftmedizin – Ätherische Öle und ihre therapeutische Anwendung, Maria L. Schasteen

Duftmedizin für Kinder – Ätherische Öle und ihre therapeutische Anwendung bei Babys, Kindern und Jugendlichen, Maria L. Schasteen

Duftmedizin für Tiere – Ätherische Öle und ihre therapeutische Anwendung im Tierreich, Maria L. Schasteen

Printed in Poland
by Amazon Fulfillment
Poland Sp. z o.o., Wrocław

63850926R00037